ÉTUDE MÉDICALE

SUR LA

VILLE DE SAUMUR ET L'ÉCOLE D'APPLICATION DE CAVALERIE

ÉTUDE MÉDICALE

SUR LA

VILLE DE SAUMUR ET L'ÉCOLE D'APPLICATION DE CAVALERIE

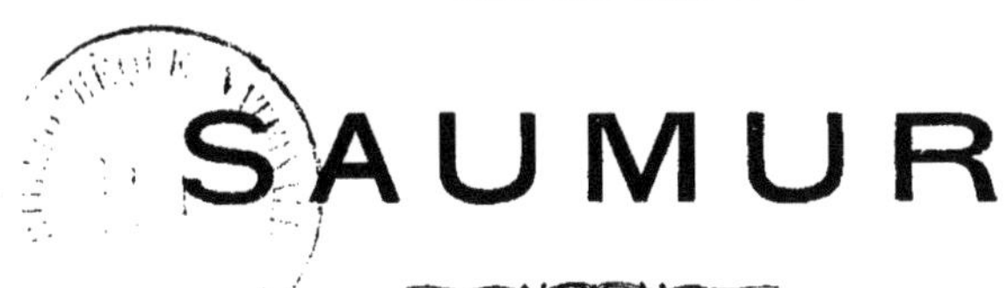

SAUMUR

SA TOPOGRAPHIE — SA POPULATION — SON ÉTAT SANITAIRE
SON HYGIÈNE — SES RÉFORMES SANITAIRES

Par

Le Docteur SIMON

Médecin-major de 2e classe à l'École d'Application de cavalerie
Chevalier de la Légion d'honneur
Officier d'Académie

SAUMUR
S. MILON Fils, Editeur
Fournisseur adjudicataire de l'École de Cavalerie
46, Rue d'Orléans, 46

—

1898

AVANT-PROPOS

On ne saurait méconnaître aujourd'hui la valeur des découvertes réalisées depuis un quart de siècle dans le domaine de l'hygiène publique, ni la puissance de l'outillage sanitaire que l'art de nos ingénieurs et de nos industriels a su créer pour permettre aux collectivités petites ou grandes de bénéficier de ces progrès.

Aussi peut-on dire que la plupart des problèmes intéressant l'assainissement des villes sont actuellement susceptibles d'être pratiquement résolus.

Si ces faits ont l'avantage de mieux préciser les mesures que les municipalités ont à prendre pour sauvegarder la santé publique, il est évident qu'ils sont aussi de nature à engager plus gravement dans l'avenir leur responsabilité dans le cas où elles négligeraient d'en assurer l'exécution.

On ne compte en France jusqu'à ce jour qu'un petit nombre de villes, grandes cités pour la plupart, qui aient entrepris délibérément de mettre leur état hygiénique à hauteur des exigences de la salubrité moderne.

Elles ont été à bref délai rémunérées de leurs efforts par une atténuation du taux de la mortalité générale et surtout par une réduction très sensible des cas de maladies transmissibles, et en particulier de la variole, de la diphtérie, de la fièvre typhoïde.

Ces constatations ressortent clairement de l'analyse des comptes rendus qu'elles publient chaque année.

Pourquoi des résultats aussi encourageants laissent-ils

indifférentes tant d'autres localités, et n'éveillent-ils pas en elles le désir bien naturel de se donner un état sanitaire meilleur aussi conforme aux intérêts de leurs administrés qu'à ceux du pays tout entier ? Il est utile d'en démêler les raisons et d'en fixer la valeur.

D'abord, beaucoup de communes, se retranchant derrière les imperfections de nos lois sanitaires, prétendent que les pouvoirs locaux sont trop facilement désarmés dans leurs tentatives par le mauvais vouloir, l'incurie, la routine des particuliers. Il est certain que notre législation présente encore de fâcheuses lacunes : elle est demeurée beaucoup trop scrupuleuse des droits de la propriété privée et ne sait pas garantir suffisamment les intérêts de la collectivité. D'autres pays voisins comme l'Angleterre, la Belgique, l'Italie, qui sont également soucieux des libertés individuelles, ont su faire une délimitation plus exacte entre ces deux intérêts, de façon à armer les représentants de la salubrité publique de pouvoirs suffisants pour faire respecter leurs décisions.

Toutefois cet aveu d'impuissance n'a pas la valeur qu'on veut trop complaisamment lui prêter. Les villes qui ont accompli aujourd'hui leur évolution sanitaire ont prouvé qu'il est possible de triompher de ces difficultés et ont donné la mesure de ce qu'on peut attendre de l'initiative intelligente d'une municipalité, convaincue de l'utilité de sa mission et et fermement résolue à la remplir.

L'article 97 de la loi du 5 avril 1884, qui impose au Maire le devoir de prévenir par des précautions convenables les maladies épidémiques et contagieuses, n'a pas voulu se prononcer sur le choix des moyens qu'il doit employer pour atteindre le but. Cette réserve lui laisse donc en somme des pouvoirs assez élastiques dont l'emploi doit s'inspirer de l'imminence ou de la gravité du péril à conjurer ou à combattre.

D'autre part il est loin d'être toujours nécessaire d'exercer la contrainte jusqu'à ses dernières limites ; il faut aussi compter sur le bon esprit des populations, chez lesquelles le bon sens, la persuasion, la contagion de l'exemple sont de puissants adjuvants qui finissent par avoir raison de bien des résistances.

Un autre motif plus sérieux qui fait hésiter les villes à entrer dans la voie des améliorations hygiéniques, c'est la question pécuniaire. Mais est-il vrai que l'argent fasse toujours défaut ? Ne voit-on pas maintes fois les municipalités consacrer des sommes souvent importantes à des travaux d'embellissement qui devraient être relégués au second plan tant qu'il reste des égouts à construire, des cloaques à supprimer, des voies nouvelles à percer dans des quartiers misérables, privés d'air, de lumière et de soleil.

Cette interversion dans le degré d'urgence des améliorations à réaliser peut en partie s'expliquer par l'attrait qui porte les administrations et leurs concitoyens à satisfaire avant tout ce qui peut flatter leur vanité, mais on y trouve surtout une forte dose d'inconscience. Ils connaissent mal les vices hygiéniques du milieu où ils sont appelés à vivre et les dangers auxquels ils peuvent, à un moment donné, être exposés.

Combien est-il de villes connaissant d'une façon même approximative la situation de leur statistique vitale, c'est-à-dire le bilan de leur natalité et de leur mortalité, ces deux grands phénomènes qui sont la pierre de touche de l'état de santé d'une collectivité. Combien seraient en mesure de fournir des indications sur l'importance, la nature, la localisation des maladies infectieuses qui éprouvent annuellement leur population, et d'établir une relation nette et précise entre ces manifestations morbides et leurs causes déterminantes, climat, sous-sol, habitations, eau potable, etc ... Ces diverses questions ne sont résolues que dans les villes organisées au point de vue hygiénique et nous savons combien elles sont peu nombreuses : pour les autres, elles demeurent vagues, incertaines pour les pouvoirs locaux, absolument inconnues pour la masse des habitants.

Cette ignorance de l'état de la santé publique peut s'expliquer aisément en tenant compte de l'état de soumission résignée dont font preuve, vis-à-vis de mauvaises conditions d'hygiène, les classes nécessiteuses. Ce sont elles, les victimes fatalement désignées de l'insalubrité et à qui l'assainissement doit surtout profiter, qui se plaignent le moins. L'indigent, l'ouvrier à petit salaire, sont accoutumés dès l'enfance à vivre dans des logements privés d'air et de soleil, à se contenter d'aliments falsifiés ou avariés, à n'user pour leur boisson et les soins de propreté du corps et du linge que d'une eau rare, souvent suspecte : ces deshérités supportent sans mot dire cette situation. Bien plus il en est quelques-uns qui semblent même faire étalage de leur misère et s'en servir comme d'une enseigne pour attirer plus sûrement sur eux les maigres subsides des institutions charitables.

C'est sur cette fraction de la population que la tuberculose, la fièvre typhoïde, la gastro-entérite des nouveau-nés, les fièvres éruptives, font de sombres coupes. C'est à ces foyers d'insalubrité que s'alimente cet excédent obituaire qu'il est aujourd'hui au pouvoir des municipalités de réduire à de plus justes limites. Malheureusement ce déchet funéraire s'enregistre silencieusement sur les registres de l'état-civil sans éveiller autrement l'attention.

Ce n'est que lorsque ces maladies, sortant de leurs cantonnements habituels, viennent exercer leurs sévices sur les classes aisées, que les réclamations se font jour. Mais ces bourrasques épidémiques, sur ce terrain beaucoup moins réceptif, n'ont qu'une courte durée : les clameurs s'éteignent, avant d'avoir eu le temps d'exercer sur l'opinion publique et sur les pouvoirs administratifs une poussée suffisante pour amorcer l'exécution de la moindre réforme.

On peut conclure de cet exposé que dans la plupart des cas, l'obstacle à toute amélioration sanitaire réside principalement dans l'incertitude des problèmes à résoudre.

Il y a donc un intérêt évident pour les villes à posséder tous les documents se rattachant à l'état de la santé publique. Cette condition est indispensable pour inciter les administrations locales à agir, en précisant dans l'ordre de leur importance, les points faibles de la situation et la ligne de conduite à suivre pour organiser sur des bases rationnelles, la défense sanitaire de leur localité.

Cette enquête préalable, préface indispensable de toute œuvre d'assainissement comprend une analyse approfondie de la population et des milieux où elle vit. Elle embrasse une foule de détails se rapportant, d'une part à la composition, aux mouvements, aux aptitudes morbides de la collectivité, d'autre part à la situation géographique de la ville, à la configuration et à la nature du sol, à l'hydrographie, au climat, à l'état de l'habitation et de la voie publique.

Cette étude de démographie et de topographie médicale est un travail très complexe qui emprunte ses élements non seulement aux connaissances médicales, mais encore aux sciences les plus diverses : celle de l'ingénieur doit y être particulièrement mise à contribution pour fournir à l'hygiéniste des solutions pratiques à ses déductions.

Aussi toutes les villes qui ont entrepris leur réforme hygiénique ont elles dû confier semblable tâche à un office sanitaire où ces compétences diverses se trouvent associées. Ce rouage indispensable, qui prend le nom de bureau municipal d'hygiène, assure non seulement l'impulsion initiale à l'œuvre, en établissant un exposé exact de la situation présente, mais il en garantit encore le fonctionnement régulier en enregistrant au jour le jour tous les faits intéressant la salubrité et en donnant aux mesures prises par l'autorité municipale un caractère scientifique qui en accroît singulièrement l'autorité morale et en facilite l'application.

Convaincu des services qu'une semblable institution pourrait rendre à ses concitoyens, M. le docteur Peton, maire de Saumur, avait, il y a quelques années déjà, exposé l'opportunité de la création d'un bureau d'hygiène dans cette ville. Une aussi judicieuse proposition méritait d'être relevée, en l'appuyant sur une base précise.

Aussi, en lui faisant part de notre intention d'entreprendre cette étude de topographie locale, avons-nous trouvé en lui le concours le plus empressé. En lui adressant ici l'expression de nos remerciements, nous émettons le vœu qu'elle puisse aider à la réalisation de ce projet qui marquera pour Saumur, une nouvelle étape dans la voie du progrès.

Saumur, le 30 avril 1898.

Docteur SIMON.

CHAPITRE PREMIER

TOPOGRAPHIE — HYDROGRAPHIE — CLIMAT

Emplacement, aspect général de la ville et de ses environs

Saumur est situé sur le cours même de la Loire, à proximité du confluent du Thouet, qui vient s'y jeter à trois kilomètres en aval.

Assise entre ces deux cours d'eau, la ville se détache en un cadre pittoresque et gracieux, sur le fond du coteau contre lequel elle s'appuie et que couronne fièrement un vieux donjon féodal qui fut le véritable berceau de la cité.

En façade sur la Loire, la masse blanche des maisons rangées au pied de la colline ou étagées sur ses flancs, se déploie de l'Est à l'Ouest en une harmonieuse perspective.

Perpendiculairement à cette ligne, une large et profonde percée de trois kilomètres coupe d'un trait vertical du Nord au Sud la ville en son milieu, séparant la vieille ville des nouveaux quartiers et aboutissant à ses deux extrémités aux ponts monumentaux jetés d'une part sur les deux bras de la Loire, d'autre part sur le Thouet.

Toutefois, c'est du haut du coteau d'où l'on embrasse une vue très étendue qu'il convient de prendre un aperçu exact de la topographie de la ville et du pays d'alentour.

Tout au pied du donjon, la partie Est de la ville qui fut le noyau primitif de l'agglomération urbaine, se dispose en un entassement concentrique de vieilles maisons, en un dédale de rues tortueuses, dans l'étroit périmètre de l'ancienne enceinte dont quelques tours bastionnées laissent encore deviner le profil.

Plus loin, vers l'Ouest, la ville moderne, aux alignements bien tenus, s'étend plus à l'aise au milieu de quelques éclaircies de verdure, dans la plaine basse alluvionnaire que circonscrit la fourche des deux cours d'eau.

A la limite occidentale, vers l'angle de la fourche, un grand rectangle bordé de larges bâtiments dessine l'emplacement occupé par l'École de cavalerie.

Au delà de cet ensemble comprenant le corps principal de la ville avec ses quatre quartiers : Est (quartier Notre-Dame) ; Centre (quartier Saint-Pierre) ; Sud (quartier de Nantilly) et Ouest (quartier Saint-Nicolas), un autre quartier au Nord, dit quartier de la Visitation ou des Ponts, a pris position sur deux flèches d'alluvion formées sur le lit même de la Loire, l'île Maffray ou île d'Offard, comprise entre les deux grands bras du fleuve, et l'île du Saule, de moindre étendue, séparée de la rive opposée par un étroit chenal, en partie comblé aujourd'hui, appelé le bras de la Croix-Verte.

Ainsi vu de la hauteur, Saumur apparaît enlacé dans les mailles d'un véritable réseau fluvial.

La campagne environnante se déploie de toutes parts en un large horizon : au Nord et à l'Ouest, sur la rive droite du fleuve, la vaste plaine du Val de Loire s'étale sur une largeur de huit à dix kilomètres, couverte de plantureuses cultures et de nombreux arbres fruitiers qui en font à la fois un véritable verger et un centre maraîcher important, agrémenté encore de nombreuses plantations horticoles qui, de Saumur à Angers, représentent une des productions locales renommées.

Du côté Sud, le pays présente une succession de collines mollement ondulées dont une chaîne vient courir tout le long de la rive gauche de la Loire, depuis Montsoreau jusqu'à Gennes, y formant une digue naturelle au fleuve qu'elle surplombe d'une élévation moyenne de 80 à 100 mètres. A hauteur de Saumur, ce mur s'interrompt en une vaste échancrure, pour livrer passage au Thouet, mais il se reforme aussitôt après, prolongeant encore de quinze kilomètres vers l'Ouest sa ligne véritablement protectrice.

Aperçu historique

Pour une étude exclusivement médicale, un court historique suffit : car ce que l'hygiéniste recherche ici c'est d'être fixé sur la date d'occupation du sol et sur les particularités qu'a présentées la ville dans les phases successives de son développement.

Les nombreux vestiges de monuments celtiques et gallo-romains qui abondent aux environs de Saumur, sont le témoignage d'une occupation remontant à des âges très lointains.

Cependant, l'importance de Saumur comme cité ne prend date que dans le cours du VIIIe siècle, sous la seconde dynastie des rois de France.

C'est au cours de ses incursions dans le pays d'Outre-Loire qu'il voulait rattacher à son domaine que Pépin le Bref, vers l'an 758, pour garder sa ligne d'invasion en Aquitaine, posa le premier jalon de la cité Saumuroise, en construisant sur le faîte du coteau qui la domine, le fort avancé destiné à servir ses visées de conquérant.

Ce fort, primitivement nommé le TRONC, en raison de l'apparence qu'il présentait de loin avec le fût d'un arbre, devint le principe de l'agglomération urbaine. C'est autour de lui et dans les flancs de la colline crayeuse que s'établirent les premières demeures, simples cavernes d'abord, creusées à fleur de roc, dont un certain nombre tiennent lieu encore aujourd'hui d'abris à la population indigente du quartier Notre-Dame (coteau Charrier, Bois-Doré).

Une première enceinte fut élevée autour du fort dans l'intérieur de laquelle s'édifièrent d'autres habitations moins rudimentaires Cette première enceinte, attribuée à Louis le Débonnaire « joignait le château près de la porte de Fenet, suivait la ligne des maisons qui forment la gauche de la rue des Cordeliers en remontant ensuite à l'entrée de la rue qu'on appelle la montée du Château, où se trouvait une porte fermée avec une herse. A partir de cette porte, le mur se continuait jusqu'à la porte du Bourg (place de la Gendarmerie) pour aller de là en remontant rejoindre le château par le coteau nommé la montagne du Tarare ; on voit encore sur ce coteau quelques masses de ce mur renversé depuis plusieurs siècles et il s'en est rencontré quelquefois des vestiges en creusant des fondations dans la Grande-Rue [1]. »

Cette première ceinture devint bientôt insuffisante pour contenir la ville naissante que ses destinées appelaient à se rapprocher des rives du fleuve pour bénéficier des ressources de la navigation et de la fertilité de ses alluvions.

Sous la domination des comtes de Blois et de Touraine (950 à 1025) remplacée ensuite par celles des ducs d'Anjou (Foulques Nerra, 1025), de nouvelles habitations descendant peu à peu vers la plaine s'élevèrent en dehors de l'enceinte, formant une seconde ville située *sous le mur*, et qui imposa vraisemblement son appellation définitive à la cité entière (*Soul-mur, Saumur*).

Une seconde enceinte devint alors nécessaire (1240), puis une troisième (1499).

De cette dernière, une grande partie se devine encore aujourd'hui. Solidement construite en pierres de taille posées avec mortier, chaux et sable, elle était flanquée de grosses tours couronnées de mâchicoulis et de créneaux, et défendue par un large fossé dans lequel on faisait venir les eaux de la Loire et du Thouet.

Un certain nombre de ces fossés entièrement comblés actuel-

[1] Bodin, *Recherches historiques sur la ville de Saumur*, tome I, page 97.

lement ont dû être aménagés par le déversement des résidus urbains et ont constitué par la suite l'amorce des principaux collecteurs du réseau d'égout qui n'a guère été remanié que sur des sections très limitées, remaniements d'ailleurs toujours imposés par le mauvais fonctionnement du système.

Les limites de l'enceinte du XVe siècle sont encore nettement dessinées par la présence au milieu de la vieille ville de ses principales tours d'angle : la tour Saint-Michel, sur la place du même nom, la tour du Papegault debout près de la prison actuelle, la tour Cailleteau, engagée aujourd'hui dans les constructions de la rue des Païens, la tour Grainetière, située place de la Gendarmerie [1].

Ces fortifications subsistèrent en totalité ou en partie jusqu'au début de ce siècle. Depuis cinquante ans seulement, la ville affranchie de son corset de murailles a pu s'étendre librement, à l'ouest dans l'espace circonscrit par ses deux cours d'eau.

Ainsi formée par poussées successives, la ville présente une opposition très nette entre la partie Est qui fut la vieille cité fortifiée, et la partie Ouest correspondant à la ville moderne prenant position sur un large espace dégagé de toute entrave.

La grande artère qui divise Saumur dans sa profondeur marque la ligne de démarcation entre ces deux parties de la ville qui ont grandi sous des régimes si divers.

Cette rapide esquisse suffit à faire pressentir les conséquences spéciales que l'hygiéniste peut déjà déduire de l'ancienneté d'une ville dont le sol est occupé depuis plus de douze siècles.

[1] La ligne d'enceinte du XVe siècle part de la tour *Saint-Michel*, sur le quai, jusqu'à l'*Hôtel-de-Ville*, en passant par les rues *Cours Saint-Jean*, *Cendrière*, *Porte-Neuve*. *Petite-Douve*, *Petit-Versailles*, traverse la place de l'*Arche d'Orée*, la rue du *Petit-Mail* jusqu'à l'entrée de la *Grande-Rue*, où se trouvait la porte du *Bourg* qui séparait *Saumur* proprement dit du *Bourg de Nantilly*.

L'*Arche d'Orée* (*Orée, limite, lisière*) était un aqueduc destiné à conduire les eaux du *Thouet* dans les douves qui défendaient l'approche de l'enceinte depuis la porte du *Bourg* jusqu'à la rencontre du fleuve.

(Ratouis — *Esquisses saumuroises*.)

Structure du sol

Par la physionomie générale du pays, les produits naturels et la structure du sol, l'arrondissement de Saumur a une individualité géographique qui le rattache bien plus étroitement au département limitrophe de la Touraine qu'à celui de l'Anjou auquel il n'est relié que par des divisions administratives purement conventionnelles.

Comme l'indique Reclus [1], le territoire de Maine-et-Loire se partage en effet entre deux grandes unités géologiques. Tandis que toute la moitié occidentale appartient au massif granitique de l'Armorique (Bretagne et Vendée), formé de roches primitives, l'autre moitié appartient aux formations beaucoup plus récentes de cette immense mer intérieure qui s'étendait jusqu'aux Ardennes, aux Vosges et au Plateau Central et qui est désignée géologiquement sous le nom de Neustrie ou bassin de Paris.

Le seuil de partage de ces deux zones de terrain est indiqué par une ligne tirée du nord-ouest au sud-est passant par Angers, Brissac, Doué-la-Fontaine et Montreuil-Bellay. Cette ligne délimite, on le voit, tout l'arrondissement de Saumur qui se trouve former une région absolument à part dans l'ensemble du département.

Dans tout ce territoire, l'assise fondamentale du sol est représentée par le terrain crétacé. C'est lui qui forme la masse principale des coteaux. Il se continue d'une rive à l'autre, mais au niveau du lit du fleuve ainsi que dans toutes les parties basses de la vallée, il a été recouvert par le dépôt sablonneux fourni par les apports des cours d'eau.

« Ces bancs de craie, désignés dans le pays sous le nom de tuffeau sont formés d'un calcaire siliceux participant de la nature du grès et contenant une forte proportion de sable s'élevant jusqu'à vingt-huit centièmes. La couleur du tuffeau varie du

[1] Reclus — *Géographie de la France.*

gris verdâtre ou blanc sale. Le tuffeau blanc est plus estimé que le tuffeau gris qui est beaucoup plus tendre et surtout plus gelif [1]. »

Par sa teneur en éléments siliceux, le tuffeau est impropre à la fabrication de la chaux, mais la facilité avec laquelle il se laisse tailler et le durcissement rapide qu'il acquiert à l'air, en font une pierre éminemment avantageuse pour la construction des maisons. Les blocs de tuffeau sont d'une pose rapide et coûtent moins cher que la brique : ils donnent à la construction un aspect clair et gai, tout en se prêtant aisément à l'ornementation des façades.

Aussi cette pierre est-elle universellement employée dans la région, qui est parsemée de carrières. De Saumur à Montsoreau et à Gennes, ainsi que dans les communes avoisinantes de : Munet, Chacé, Saint-Cyr-en-Bourg, les flancs des coteaux sont partout fouillés de vastes excavations.

L'exploitation de ces carrières présente encore aux habitants du pays une nouvelle ressource en leur créant d'immenses caves dont bon nombre tiennent lieu d'habitations permanentes. Ce n'est pas sans surprise que le voyageur, traversant le pays pour la première fois, voit se mêler à la végétation des coteaux, des portes, des fenêtres et des cheminées émergeant du sol. Ces demeures de troglodytes se maintiennent pendant de longues années, dans un équilibre parfait, mais à la longue, les eaux s'infiltrent au travers des bancs supérieurs, détruisent la solidité du ciel et font glisser les piliers qui les supportent en détrempant l'argile inférieure. Il n'est pas d'années où ne s'éboulent quelques-unes de ces caves habitées ou quelque partie des anciennes carrières.

A tous ces avantages s'ajoute le bénéfice que la possession de ce sol confère à l'agriculteur.

Cette couche crétacée repose sur une épaisse couche d'argile

[1] Caccarié — *Description géologique du département de Maine-et-Loire*, 1845.

ou de marne sableuse. Au-dessus d'elle se trouve d'ordinaire un banc plus dur contenant beaucoup d'ammonites et de térébratules. Ces fossiles fortement comprimés et solidement soudés fournissent une pâte calcaire donnant un très bon amendement pour les terres argileuses.

Mais ce qu'il convient de signaler particulièrement, c'est l'extension qu'un semblable terrain a permis de donner à la production de la vigne. Grâce à son sol, Saumur et ses environs sont devenus un centre viticole important. Certains vins blancs des coteaux avoisinants fournissent des crûs assez renommés.

Quant au vin rouge, la culture en était presque inconnue il y a quarante ans, aujourd'hui elle gagne et envahit tout. En dehors de quelques crûs estimés (Bourgueil, Champigny), il est recherché pour les coupages et surtout pour la fabrication des vins champagnisés. Cette industrie qui a pris naissance en 1834 a acquis aujourd'hui un important développement. Elle se trouve presque exclusivement concentrée dans la commune de Saint-Hilaire-Saint-Florent, qui touche à la ville et où se trouvent des caves monumentales qui plongent sous les coteaux à des profondeurs extraordinaires. En raison de leur bas prix, ces vins réussissent à faire une concurrence sérieuse à certaines marques de vrai champagne.

Si des coteaux on gagne les parties basses du sol, on tombe alors sur les dépôts alluvionnaires qui occupent la moyenne partie de la vallée de la Loire et du Thouet, et sur lesquels est bâtie la plus grande partie de la ville de Saumur. Ce sol alluvionnaire, d'une extrême perméabilité, est formé d'une épaisse couche de sable (6 à 8 mètres) suivie d'une épaisseur à peu près égale de lits successifs de gros gravier, de marne argileuse, ou d'argile coquillière inégalement répartie. Le tout repose sur l'assise crayeuse qui forme le substratum géologique de la région.

HYDROGRAPHIE

Cours d'eau. — Nappes d'eau souterraines

L'examen des conditions hydrologiques du sol emprunte à la situation topographique de Saumur un intérêt tout particulier, qu'on peut attendre d'une ville reposant en majeure partie sur un sol très déclive, formé d'éléments facilement perméables aux infiltrations, auxquelles d'ailleurs l'expose fréquemment le voisinage immédiat de ses nombreux cours d'eau.

Les indications sur le parcours, la pente et le débit de ces cours d'eau, sur le degré de fréquence et l'importance de leurs oscillations annuelles, méritent d'être mentionnées avec détail, car elles fournissent des données de premier ordre pour éclairer la pathologie de la localité et guider l'hygiéniste dans la voie de son assainissement.

I. — Cours d'eau

La Loire. — La Loire fait son entrée dans le département à 14 kilomètres en amont de Saumur, à hauteur du village de Candes où elle reçoit la Vienne, le troisième de ses principaux tributaires.

Ainsi grossie de ses trois maîtres affluents, l'Allier, le Cher et la Vienne, la Loire forme une imposante nappe de 6 à 800 mètres de large en volume ordinaire, mais fréquemment dispersée en plusieurs bras à hauteur des nombreux îlots et îles dont est parsemé son cours.

Deux rives bien différentes d'aspect contiennent ses eaux. La rive droite formée presque partout d'une très large et féconde plaine qui se trouve aux approches du fleuve à un niveau bien inférieur à celui de ses eaux moyennes; au contraire, la rive gauche se redresse en une ligne de coteaux formant une défense naturelle infranchissable.

Alors que dans la première partie de son cours, la Loire effectue, depuis sa source jusque près d'Orléans, une descente très rapide, affectant par endroits des allures d'un véritable torrent, à partir de cette ville, son parcours se développe suivant une pente presque insensible, favorable au dépôt de l'énorme quantité de déblais qu'elle charrie dans sa longue traversée de plus de 1,000 kilomètres [1].

A Saumur le zéro de l'étiage du pont Cessart n'est qu'à $24^{m},789$ au-dessus du niveau de la mer : c'est donc à peine 25 mètres qu'il lui reste à franchir jusqu'à son estuaire pour une étendue d'environ 200 kilomètres.

Si ces conditions défectueuses de pente ont l'avantage d'apporter aux riverains de fertiles alluvions, elles ont par contre l'inconvénient de créer à la navigation des difficultés presque insurmontables : elles favorisent la formation, au milieu du cours ou sur les bords, de nombreux diverticules qui sont autant de bras morts, d'étangs endormis, de *boires* comme on les dénomme ici, donnant lieu à de dangereuses stagnations.

Tel est, à Saumur, le bras de la Croix-Verte, long chenal bordé d'habitations soumis à des alternances d'humidité et de sécheresse, converti partiellement en jardins potagers, mais également affecté à de nombreux dépôts d'immondices.

Telle est encore la boire Quentin, vrai marais vaseux, situé dans le quartier de la Visitation, qui est le siège fréquent d'effluves malodorantes.

[1] « En amont du bec d'*Allier*, la *Loire* enlève sur ses rives de 500,000 à 1,500,000 mètres cubes de sable par an, tandis que l'*Allier* lui-même emporte jusqu'à 6 millions de mètres cubes et cette masse de déblais voyage avec une vitesse moyenne de $2^{m},60$ par jour en été, de 9^{m} en hiver, se déposant de seuil en seuil ou de rive en rive.

Par suite de ce double travail d'érosion et de dépôt, la vallée de la *Loire* a pris sa forme actuelle que le fleuve errant cherche sans cesse à modifier et que l'homme maintient de son mieux pour la défense de ses constructions et de ses cultures. »

Joanne. *Dictionnaire géographique de la France.*

Débit. — Les insuffisances estivales de la Loire, ses crues soudaines et terribles sont un fait bien connu. Les allures capricieuses de ce fleuve ont été magistralement dépeintes par Reclus.

« La Loire est un terrible modèle d'irrégularité désastreuse, grâce surtout à l'imperméabilité de son bassin où les 45 centièmes environ du sol en grande partie dans la région supérieure, appartiennent aux roches non absorbantes. Les eaux tombées à petites gouttes ou celles que l'ouragan jette à pleines cascades s'enfuient à la hâte et le sol ne les boit pas au passage : qu'il pleuve longtemps ou en brève averse, chaque pli de ces terres sans porosité rassemble un torrent, chaque ravin concentre un fleuve et ces déluges s'écroulent sur la mer de Loire. »

« Fleuve inégal entre tous, la Loire forme tour à tour une masse immense trouble et jaune, tout à coup grossie par l'irruption simultanée d'affluents à forte pente, ou bien une nappe limpide miroitant entre deux grèves blanches. » [1]

« Dix fois trop d'onde ou dix fois trop peu, tel est le blason de la Loire. » (Joanne.)

Les énormes écarts de débit observés à Saumur confirment en tout point l'exactitude de ces descriptions.

Les documents mis gracieusement à notre disposition par MM. Robert, ingénieur à Angers et Raison, conducteur des ponts et chaussées à Saumur, nous ont permis de reconstituer. d'une façon précise, la série des fluctuations enregistrées à l'échelle du pont Cessart pendant une période de 62 ans (1835-1896).

Nous en avons reproduit la vue d'ensemble sur le graphique *A*.

Périodes de sécheresse. — Pour une grande partie de ses besoins en eau de boisson, Saumur est tributaire de la Loire. A ce point de vue, il est d'un grand intérêt d'être renseigné sur l'époque et la fréquence d'apparition des basses eaux, et sur leur durée probable, ces éventualités pouvant à un moment donné

[1] Célestin Port. — *Dictionnaire historique de Maine-et-Loire.*

compromettre gravement et le rendement et la qualité de son approvisionnement en eau potable.

A l'exception des trois années 1866, 1880 et 1888, le niveau de la Loire s'abaisse invariablement chaque été au-dessous de 1 mètre; on peut même dire que les eaux descendent le plus habituellement au-dessous de l'étiage de 0m,50 centimètres et dans certaines années de sécheresse 1857, 1858, 1870, 1893, le lit est resté presque complètement à sec.

Relevé des basses eaux de 1835-1896

MINIMUM D'ÉTIAGE OBSERVÉ DANS L'ANNÉE		NOMBRE D'ANNÉES	OBSERVATIONS
Étiage supérieur à 1 mètre.....		3	1866, 1880, 1888.
Étiage descendu à	0m80........	4	
	0.70........	3	
	0.60........	2	
	0.50........	12	
	0.40........	7	
	0.30........	4	
	0.20........	6	
	0.10...... .	8	
	Zéro........	9	1861, 1862, 1863, 1864, 1869, 1871, 1872, 1885, 1895.
	Au-dessous de zéro...	4	1857, 1858, 1870, 1893.

Quant à la période des basses eaux, on l'a vu survenir à toute époque de l'année mais seulement d'une façon transitoire en dehors de la période d'été.

Pendant les mois de juillet, août et septembre, au contraire, la sécheresse est la règle, et ce retour invariable s'explique par le peu d'élévation des montagnes du bassin de la Loire qui n'ont pas de glaciers pour alimenter le fleuve pendant la période estivale.

Répartition mensuelle des basses eaux (inférieures à 1 mètre)
de 1835-1896

HAUTEURS D'ÉTIAGE	JANVIER	FÉVRIER	MARS	AVRIL	MAI	JUIN	JUILLET	AOUT	SEPTEMBRE	OCTOBRE	NOVEMBRE	DÉCEMBRE	TOTAL
0m90...	»	1	1	»	1	4	4	3	»	»	1	2	17
0.80...	2	»	»	»	2	1	4	5	5	4	2	»	25
0.70...	»	»	»	1	1	»	1	2	3	4	»	1	13
0.60...	»	1	»	1	1	6	5	2	6	1	1	1	25
0.50...	1	1	»	2	5	5	8	8	6	4	2	1	43
0.40...	»	»	»	»	»	2	4	8	8	2	2	»	26
0.30...	»	»	»	»	1	»	4	6	5	4	3	»	23
0.20...	»	»	»	»	1	1	4	2	5	4	1	»	18
0.10...	»	»	»	»	»	2	2	6	3	3	1	»	17
Zéro...	»	»	»	»	»	»	2	5	6	4	»	»	17
Au-dessous de zéro...	»	»	»	»	»	»	2	3	1	1	»	»	7
Répartition par trimestre	3	3	1	4	12	21	40	50	48	31	13	5	
	7.			37.			138.			49.			231

Ce relevé fait ressortir la fréquence de la disette d'eau dans la Loire puisque cette éventualité s'est réalisée 231 fois dans une période de 62 ans, soit en moyenne 3 à 4 fois par année. En ne tenant compte que des basses eaux inférieures à 0m,50 centimètres, nous en comptons 108 pour la même période.

Nous aurons l'occasion de faire appel à cette constatation en étudiant le fonctionnement du service municipal de l'eau de la Loire.

Périodes de crue. — Toutefois, Saumur a plus à redouter des grandes crues du fleuve que de ses basses eaux.

Les chroniqueurs d'autrefois ont consigné les désastres causés par les crues et les inondations de la Loire et le travail de Maurice Champion (*les Inondations en France depuis le* XVe *siècle jusqu'à nos jours*) en a résumé les émouvantes péripéties.

Nous ne ferons pas mention des crues cependant mémorables antérieures à 1835, car la plupart d'entre elles n'ont pas été relevées rigoureusement et leur importance n'est évaluée que par l'étendue des catastrophes qu'elles ont occasionnées. Leur rapprochement de celles de l'époque contemporaine est d'ailleurs rendu difficile par les modifications apportées depuis à la situation de l'échelle d'étiage, et par les changements survenus dans la configuration du lit du fleuve, soit par l'accroissement progressif des sables, soit par l'érosion de ses rives ou plus encore par l'édification des digues latérales qui ont singulièrement rétréci l'amplitude de son cours.

En basant l'importance des crues sur la gravité des préjudices qu'elles peuvent apporter à la salubrité de la ville et le retentissement qu'elles peuvent avoir sur la santé générale, nous adopterons la classification suivante :

1° *Les crues faibles de 3m,50 à 4 mètres*, qui donnent lieu dans les bas quartiers à l'envahissement du sous-sol par une nappe d'infiltration dont l'étendue varie suivant l'étendue de la crue.

2° *Les crues moyennes de 4m à 4m,50*, qui sont toujours suivies de l'inondation des caves, du refoulement du contenu des égouts venant former dans les points déclives des nappes stagnantes, que vient grossir ultérieurement l'envahissement direct des eaux du fleuve et du Thouet, enfin de la submersion d'un bon nombre de puits et de fosses d'aisance entre lesquels s'établissent alors de dangereuses promiscuités.

3° *Les crues fortes de 4m50 à 5m50.*

4° *Les crues très fortes de 5m50 et au delà*, qui se signalent par l'irruption directe des eaux dans les quartiers en contre-bas, notamment le faubourg des Ponts ou de la Visitation qui est dépourvu de toute défense contre les inondations.

Le tableau suivant montre quelle a été, à Saumur, la fréquence et l'importance des crues de la Loire dans une période de 62 ans.

Tableau récapitulatif des crues de la Loire de 1835 à 1896

A. — *Répartition par Mois*

IMPORTANCE DES CRUES	JANVIER	FÉVRIER	MARS	AVRIL	MAI	JUIN	JUILLET	AOUT	SEPTEMBRE	OCTOBRE	NOVEMBRE	DÉCEMBRE	TOTAL
Crues faibles (3m50 à 4m)........	3	9	7	1	2	2	»	»	»	3	6	8	41
Crues moyennes (4m 4m50)...........	10	4	6	4	1	2	»	»	»	2	6	7	42
Crues fortes (4m50 à 5m50)............	8	7	6	6	1	2	»	»	»	2	6	6	44
Crue très fortes (5m50 et au-delà) (1). ...	2	»	2	»	1	1	»	»	»	2	»	1	9
Total par mois....	23	20	21	11	5	7	»	»	»	9	18	22	
Total par trimestre.	64			23			Néant			49			136

B. — *Répartition par Saison*

IMPORTANCE DES CRUES	AUTOMNE	HIVER	PRINTEMPS	ÉTÉ	TOTAL
Crues faibles (de 3m50 à 4m)	17	19	5	»	41
Crues moyennes (de 4m à 4m50). ...	15	20	7	»	42
Crues fortes (4m50 à 5m50)..........	14	21	9	»	44
Crues très fortes (de 5m50 et au delà)	3	4	2	»	9
Total.........	49	64	23	»	136

(1) *Relevé des crues supérieures à 5m50*

ANNÉES	DATES	HAUTEUR D'ÉTIAGE
1843	Janvier	6m70
1844	Mars	6.05
1846	Octobre	5.90
1856	Mai et Juin	5m76 et 7m
1866	Octobre	6m88
1872	Décembre	5.75
1876	Mars	5.66
1879	Janvier	5.76

Il ressort de ces tableaux les constatations suivantes :

1° La Loire a présenté dans une période de 62 ans 136 crues, soit une moyenne de 2 par an, dont 95 crues importantes, susceptibles d'exercer des effets préjudiciables à la salubrité de la ville.

2° Ces crues ont été observées, hormis la période d'été (*juillet, août et septembre*), à tous les mois de l'année, mais avec une prédominance bien marquée pour la période de décembre à mars.

3° Les crues extraordinaires survenues en mai et juin 1856 sont exceptionnelles à un double titre : par leur importance d'abord, puisque celle de juin notamment marque la plus forte ascension du fleuve qui ait été constatée pendant ce siècle, et peut-être pour toutes les périodes antérieures, ensuite par l'époque de leur apparition à la fin du printemps, période généralement exempte de toute inondation.

4° Quant aux 9 crues excessives enregistrées de 1885 à 1896, il est curieux de relever leur rapprochement l'une de l'autre entre 1843 et 1856 (*4 en 14 ans*), puis leur espacement régulier de 10 en 10 ans de 1846 à 1876.

Levées de défense contre les inondations. — On comprend, d'après cet exposé, de quelle importance est pour Saumur la constitution d'une défense contre l'envahissement de ses cours d'eau.

Cette défense consiste dans une ligne de levées couvrant tous les fronts menacés, c'est-à-dire le Nord regardant la Loire, et le Sud-Ouest de la ville côtoyé par le Thouet.

Ces levées, qui forment aujourd'hui une véritable ceinture, ont été l'œuvre de plusieurs générations : à plusieurs reprises elles ont été renforcées ou surélevées, mais ce n'est que depuis la terrible épreuve de juin 1856 qu'elles assurent une protection efficace contre l'irruption des eaux.

La largeur de ces digues est aujourd'hui comprise entre 5 et 10 mètres à leur couronnement. Elles sont renforcées à leur face

Graphique A

LA LOIRE A SAUMUR

Relevé des Etiages maxima (Supérieurs à 3m50) observés à l'échelle du Pont Cessart pendant une période de 62 ans. (1835 à 1896).

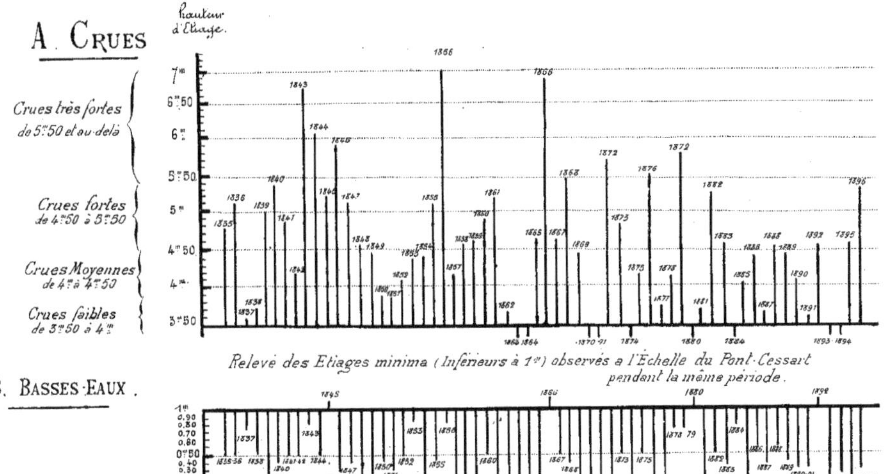

abritant une population de plus de 2,000 habitants, en grande partie ouvrière, et misérablement logée.

Cette situation est d'autant plus critique que le sol atteint là son niveau le plus bas, et l'expose à la submersion directe par de crues même très ordinaires. Les cotes de niveau sont à $3^{m},66$ dans la rue de l'Arsenal, elles descendent à 2 mètres au milieu de la rue de la Reine de Sicile. Presque chaque année, aux périodes de crue, la salubrité de ce quartier est sérieusement compromise, et s'accuse par une morbidité et une mortalité plus élevée que partout ailleurs [1].

Le Thouet. — Né dans le bocage poitevin, le Thouet n'appartient au territoire de Maine-et-Loire que par une faible partie de son cours. Sur une longueur totale de 110 kilomètres, plus de 80 kilomètres appartiennent au département des Deux-Sèvres.

Après avoir passé au pied de la ville de Montreuil-Bellay et avoir reçu sur sa droite un petit affluent de 12 kilomètres de long, la Dive Mirebalaise, le Thouet gagne obliquement le front Sud et Ouest de Saumur pour se déverser dans la Loire à 3 kilomètres en aval de cette ville.

« Cette rivière peut aller de très fortes crues (300 mètres cubes) à un étiage extrêmement réduit (450 litres) ce qui est conforme à la nature d'un bassin où dominent les granits et les schistes, roches dures et imperméables. » (*Joanne.*)

Son lit, d'une largeur moyenne de 50 à 60 mètres, accuse une très faible pente, et se développe au milieu de prairies basses, qui se laissent facilement recouvrir aux moindres crues. En se retirant, ces eaux laissent à découvert une large surface vaseuse, produit de la décomposition végétale, qui, la chaleur aidant, ne

[1] En mai 1887 un projet d'endiguement de l'île d'*Offard* a été soumis à l'examen de la municipalité, sur la proposition du service des Ponts et chaussées. Les dépenses étaient estimées à 800,000 francs pour enclore les trois faces de l'île d'un parapet d'une hauteur dépassant de $1^{m},10$ la crue la plus élevée.

tarde pas à donner lieu à des effluves marécageuses appréciables à une assez grande distance.

Ces inondations se reproduisent plusieurs fois chaque année avec une fréquence d'autant plus marquée que le Thouet est subordonné dans ses étiages non seulement aux apports se déversant sur son propre bassin, mais encore aux oscillations de niveau de la Loire, dont les moindres crues viennent gêner le débit à son confluent. Aussi peut-on dire que pendant la moitié de l'année, le Thouet est débordé, soit par afflux direct venu de la vallée, soit par reflux des eaux arrêtées à son confluent.

Ces obstacles créés au débit naturel de ce cours d'eau ne se font pas sentir seulement sur les prairies riveraines qu'il submerge. Les levées latérales, défendant Saumur en ce point, ont en effet été édifiées avec les terres prises sur place : il en est résulté du côté intérieur de ces remblais de profondes dépressions qui se trouvent à un niveau bien inférieur à celui des prairies voisines. A chaque crue de quelque durée, l'eau ne tarde guère à s'égoutter par infiltration au pied de ces levées, et à y constituer secondairement une nappe d'inondation, plus lente à se produire mais aussi plus lente à disparaître, en raison des difficultés plus grandes d'écoulement. Il se produit donc dans l'intérieur même de la levée d'enceinte une deuxième zone de terrains submergés donnant naissance aux mêmes phénomènes de décomposition végétale, aux mêmes émanations, avec cette circonstance aggravante que ces foyers marécageux subsistent plus longtemps et se trouvent plus rapprochés des quartiers habités, de l'Ecole de cavalerie en particulier.

Nous verrons en parcourant la nosographie, l'action qui peut leur être légitimement attribuée dans la pathologie locale.

II. — Nappes souterraines

En relevant la structure du sol, nous avons mentionné que toute la partie basse de la ville, à partir du pied du coteau, reposait sur une épaisse couche alluvionnaire, recouvrant le terrain crayeux.

Cette couche comprend, en allant de la superficie à la profondeur, tout d'abord un lit de sables et de graviers profond de 6 à 8 mètres poreux, perméable, largement accessible aux eaux de surface : au-dessous de ce lit, une couche de marne ou d'argile formant une assise intermédiaire imperméable, arrêtant l'infiltration des eaux dans la craie, et où vient se collecter la nappe superficielle.

Cette disposition est celle qui se présente le plus généralement dans la zone que nous considérons : elle se trouve contrôlée par les mensurations d'un très grand nombre de puits qui ont été relevées dans les bas quartiers et qui accusent une profondeur assez uniforme de 5 à 8 mètres.

Toutefois il est vraisemblable d'admettre, surtout pour les parties plus élevées, situées à mi-coteau, qu'un certain nombre de puits viennent s'abreuver dans la couche de tuffeau elle-même, rendue par endroits imperméable par des travées de marne ou d'argile : le haut degré de minéralisation de beaucoup de ces eaux en témoigne, mais la preuve directe en est fournie par l'existence des sources que l'on rencontre dans le quartier Est de la ville : un certain nombre de maisons appuyées au coteau (*rue de Fenet, Beaulieu, Petit-Puy*) possède de l'eau de source émergeant directement de la craie.

Cette constatation conduit évidemment à l'idée de rechercher s'il n'existerait pas là une nappe aquifère assez copieuse pour subvenir à l'alimentation de la ville, et permettre de renoncer en partie ou en totalité aux ressources toujours précaires d'une eau de provenance fluviale.

Des sondages ont été entrepris dans cette voie en 1833 sur la Place Saint-Pierre, par l'ingénieur Dégoussée, mais les travaux ont dû être délaissés sans résultats, après avoir atteint la profondeur de 136 mètres.

Il y aurait peut-être lieu de reprendre ces essais sur un autre point, non toutefois sans s'être assuré au préalable des qualités chimiques de ces eaux qu'on pourrait craindre de laisser à désirer par leur excès de minéralisation [1].

CLIMAT

La climatologie précise de Saumur reste encore à déterminer. A plusieurs reprises, des recherches ont été entreprises par les soins, soit de la Société industrielle et agricole de Maine-et-Loire, soit du service des Ponts et chaussées, mais leurs observations ont été faites avec si peu de suite et dans des conditions d'installation si notoirement défectueuses qu'elles ne peuvent inspirer aucune confiance [2]. La Société météorologique départementale a cependant constitué depuis 1891 un réseau de stations disséminées sur l'ensemble de la région, mais le nombre des observations acquises est encore trop restreint pour qu'on puisse en déduire des conclusions générales. Une seule d'entre elles, celle la Baumette, près d'Angers, remarquablement outillée et dirigée est en mesure de produire une série complete de 10 années. Nous publions plus loin ces documents que nous devons à l'obligeance de son directeur, M. Cheux.

A défaut d'observations directes, il est possible de définir d'une façon approximative les traits dominants du climat de Saumur en se reportant à la configuration générale, à l'altitude, à la nature géologique du sol et à la situation topographique de la ville.

[1] Cette question n'a d'ailleurs pas été abandonnée par la municipalité qui se préoccupe actuellement de procéder à de nouvelles recherches.

[2] Une station météorologique pourvue d'enregistreurs et, par conséquent, en mesure de fournir les meilleures indications, vient d'être installée, par les soins de la municipalité, au collège communal de Saumur, sur une des terrasses du coteau qui domine la ville (mai 1897).

Géographiquement, Saumur est situé par 2°,24' de longitude W et par 47°,15' de latitude nord; il appartient de ce fait à la région moyenne de la France : son altitude qui n'est que de 30 mètres en moyenne est faible; il en est de même de celle de tout le pays environnant qui ne présente que de très modestes reliefs (*Le point culminant du département, colline des Gardes, est à 210 mètres*).

Il en résulte que la vallée de la basse Loire demeure largement accessible aux masses aériennes encore attiédies qui se meuvent de l'Océan, qui n'est distant que d'environ 150 kilomètres.

La contexture du sol, quoique crayeuse, est recouverte partout de fertiles et abondantes cultures qui préviennent l'échauffement excessif du sol.

Enfin, la présence des multiples cours d'eau qui enveloppent la ville vient encore contribuer pour sa part à élever son coefficient d'humidité.

Les attributs de cette localité, au point de vue climatérique sont donc ceux du climat maritime de la zone moyenne de la France et comme tels ils sont représentés :

1° Par une moyenne thermique annuelle modérée qui se rapproche beaucoup de celle de la moyenne de la France (11°) ;

2° Par une atténuation des écarts de température due au voisinage encore très sensible de la mer ;

3° Par la prédominance des vents d'ouest et de sud-ouest qui remontent sans difficulté l'axe de la vallée de la Loire;

4° Par un degré élevé de l'humidité qui se traduit par une fréquence marquée des précipitations aqueuses beaucoup plus que par leur intensité (brouillards et pluies).

En résumé climat *tiède, égal et humide.*

Nous donnons ci-après les moyennes décennales recueillies à Angers (station de la Baumette).

On peut admettre d'une part qu'Angers situé au centre du département, à la limite des deux zones de terrain qui se partagent la région, et près de la vallée centrale de la Loire, exprime la moyenne du climat angevin. D'autre part si l'on considère que la latitude de cette ville diffère peu de celle de Saumur, que l'altitude et la situation topographique de ces deux stations sont à peu près semblables, on trouvera dans les moyennes générales suivantes des éléments d'appréciation assez rapprochés pour juger du climat de Saumur.

Observations météorologiques recueillies à l'Observatoire de La Baumette (près Angers) de 1887 à 1896

OBSERVATEUR : M. CHEUX

Altitude 30m5. — Longitude W. 2°54' — Latitude 47°28

Pression barométrique

Tableau I.

	JANVIER	FÉVRIER	MARS	AVRIL	MAI	JUIN	JUILLET	AOUT	SEPTEMBRE	OCTOBRE	NOVEMBRE	DÉCEMBRE	MOYENNES ANNUELLES
1887	760.0	765.7	760.0	757.3	758.5	761.6	759.8	758.2	757.3	761.1	751.3	757.8	759.09
1888	765.3	756.9	751.2	755.7	759.8	757.3	755.6	760.3	761.4	760.6	756.2	758.9	758.27
1889	752.0	745.6	747.7	742.4	744.8	747.1	748.0	748.4	749.1	743.5	754.3	754.2	748.09
1890	762.7	762.0	757.6	754.7	755.1	762.1	760.0	758.8	763.7	764.0	759.1	758.0	759.82
1891	764.4	770.5	756.6	757.8	756.2	759.2	759.9	758.6	761.7	755.0	756.7	763.3	759.91
1892	758.0	755.0	757.7	758.8	759.5	760.3	759.5	759.0	761.0	753.5	761.4	760.4	758.70
1893	761.6	756.5	763.2	760.4	760.2	759.3	759.3	760.8	757.6	759.6	759.2	762.5	760.02
1894	759.1	764.8	760.1	756.0	758.1	761.4	759.0	760.1	761.1	758.0	760.9	763.0	760.13
1895	752.3	757.7	755.5	757.2	759.9	760.6	759.0	760.1	762.5	757.0	758.5	756.8	758.14
1896	768.2	768.2	758.5	764.7	762.1	758.5	760.4	760.0	757.1	754.4	761.0	756.4	760.88
	760.3	760.2	756.8	756.5	757.2	758.7	758.0	758.4	759.4	756.6	757.8	759.1	758.03

Température moyenne

Tableau II.

	JANVIER	FÉVRIER	MARS	AVRIL	MAI	JUIN	JUILLET	AOUT	SEPTEMBRE	OCTOBRE	NOVEMBRE	DÉCEMBRE	MOYENNES ANNUELLES
1887	1.9	3.3	3.9	8.4	11.4	18.0	19.7	18.5	13.6	7.4	5.5	3.7	9.61
1888	3.1	2.1	5.6	8.3	13.6	16.0	15.9	16.5	15.6	9.0	9.5	5.5	10.06
1889	0.5	1.2	3.5	8.0	15.1	19.1	17.9	17.0	13.1	9.5	5.1	0.1	9.18
1890	6.6	3.2	7.4	9.3	13.8	15.9	17.0	17.4	15.4	10.5	7.0	2.2	10.29
1891	1.1	3.4	6.5	8.9	12.1	16 9	17.5	16.7	16.1	12.4	5.6	6.6	10.32
1892	3.4	6.1	5.0	11.0	15.0	17.0	18.8	19.2	16.1	10.2	9.2	3.1	11.18
1893	1.3	7.2	0.9	14.3	15.1	18.4	19.5	20.6	16.1	12.2	5.7	3.7	12.00
1894	4.1	6.6	8.8	11.5	11.6	16 5	17.9	16.9	14.5	11.2	7.8	5.3	11.06
1895	1.9	1.9	6.4	12.0	15.7	18.2	19.1	18 7	20.4	10.7	10.9	7.4	11.67
1896	4.1	3.1	9.9	10.9	14.9	18.7	21.7	17.7	15.8	9.8	5.0	5.6	11.69
Moyenne des 10 ans	2°.8	3°.8	5°.7	10°.2	13°.8	17°.4	18°.5	17°.9	15°.6	10°.2	7°.1	3°.9	10°.68
	4°.1			13°.6			17°.3			7° 0			

Moyenne des Minima

Tableau III.

	JANVIER	FÉVRIER	MARS	AVRIL	MAI	JUIN	JUILLET	AOUT	SEPTEMBRE	OCTOBRE	NOVEMBRE	DÉCEMBRE	MOYENNES ANNUELLES
1887	—0.7	0.1	0.5	4.4	7.0	13.0	14.5	12.4	9.2	4.3	3.4	1.0	5.75
1888	0.1	0.1	2.1	4.9	9.3	11.3	12.4	12.1	10.0	3.6	7.3	2.5	6.31
1889	—2.3	—1.8	0.1	3.8	10 4	14.1	13.1	12.1	8.0	6.2	1.7	—3.2	5.18
1890	4.2	0.6	3.4	5 0	9.1	11.3	12.5	12.6	9.7	5.7	4.8	—4.2	6.23
1891	—1.5	—0.7	2.5	4.6	8.0	12.2	12.7	11.8	10.6	8.6	2.7	3.8	6.26
1892	1.0	3.0	1.4	6.1	8 5	11.6	13 0	13.8	10.9	7 1	6.7	0.4	6.96
1893	—1.3	4.4	5.3	7.4	9.4	12.0	14 1	14.3	11.3	8.9	3.1	1.3	7.52
1894	1 5	3.9	4.1	7 1	7.0	12.0	13.7	13.0	10.5	7.1	5.1	2.6	7.30
1895	—1·6	—5.2	2.6	7.3	9.4	11.8	13.3	13.0	12.4	5.6	7.6	4.7	6.87
1896	1.6	0.0	5.9	5.9	7.3	12 1	13 7	11.4	11.6	6.5	2.2	2.6	6.79
	0°.1	0°.4	2°.7	5°.6	7°.5	12°.1	13°.3	12°.6	10°.4	6°.3	4°.4	1°.1	6°.51

Moyenne des Maxima

Tableau IV.

	JANVIER	FÉVRIER	MARS	AVRIL	MAI	JUIN	JUILLET	AOUT	SEPTEMBRE	OCTOBRE	NOVEMBRE	DÉCEMBRE	MOYENNES ANNUELLES
1887	5.0	7.3	10.0	13.5	17.0	25.0	27.0	26.0	19.2	12.1	8.2	6.0	14.69
1888	5.7	4.2	8.0	12.8	19.5	22.2	21.3	23.1	12.2	15.3	12.5	8.6	14.62
1889	5.2	5.5	8.7	13.9	21.8	25.9	24.3	23.7	19.8	14.9	10.6	3.3	14.80
1890	9.6	6.5	12.3	14.4	19.6	22.0	22.3	23.2	22.2	16.2	9.9	0.2	14.87
1891	4.4	8.7	11.0	14 2	17.4	23.1	23.7	23.0	22 9	16.8	9.3	9.4	15.31
1892	5.9	9.2	9.5	17.0	21.6	23.1	25.4	25.7	22.7	13.9	11 8	5.6	15.95
1893	4.2	10.7	15.4	22.2	22.7	25.8	25.8	27.9	21.8	16.4	8.7	6.6	17.26
1894	6.8	9.9	13.6	17.0	17.0	22.0	23.6	22.8	20.0	15.9	10.9	7.8	15.62
1895	4.4	0.9	10.5	16.6	20.7	22.9	24.4	24 0	27.7	15.5	14.0	9.6	15.90
1896	5.8	7.0	13.7	15.0	20.8	23.7	26.0	23.2	19.8	13.1	7.2	7.5	15.00
	5°.7	6°.9	11°.2	15°.6	19°.8	23°.5	24°.3	24°.2	20°.8	14°.9	10°.3	6°.4	15°.40

Températures extrêmes

Minima absolus : dates auxquelles ils ont été observés

Tableau V.

	JANVIER	Date	FÉVRIER	Date	MARS	Date	AVRIL	Date	MAI	Date	JUIN	Date	JUILLET	Date	AOUT	Date	SEPTEMBRE	Date	OCTOBRE	Date	NOVEMBRE	Date	DÉCEMBRE	Date
1887	—5.3	2	—6.0	11	—4.8	15	—0.2	17	3.7	21	8.2	22	10.2	6	8.2	22	3.7	29	—3.0	27	—3.8	17	—6.9	21
1888	—8.9	1	—8.8	25	—5.0	1	—0.3	8	5.3	12	7.2	15	7.7	13	6.9	19	4.9	19	—2.0	24	2.8	14	—2.1	13
1889	—9.5	5	—8.9	13	—7.0	16	—0.3	6	3.8	3	8.7	24	6.9	18	6.3	27	0.8	26	1.2	15	—3.9	21	—9.9	3
1890	—2.5	1	—3.0	10	—6.1	4	0.9	10	5.4	10	6.8	2	7.3	7	7.0	31	4.9	2	—2.4	23	—7.2	29	—9.9	18
1891	—1.1	18	—5.0	10	—2.0	23	—1.3	1	1.7	17	8.2	3	9.1	24	8.1	6	5.3	24	0.0	31	—4.	9	—7.5	23
1892	—7.2	12	—3.9	17	—4.4	5	—0.1	15	1.0	7	6.7	14	7.7	22	10.0	12	5.7	7	1.2	19	—1.5	29	—8.2	30
1893	—9.6	2	—2.3	6	—0.8	19	1.0	13	4.0	1	4.8	1	11.2	28	8.9	27	3.2	25	1.3	25	—2.5	30	—5.6	31
1894	-10.8	5	—3.5	19	—0.1	19	2.3	13	2.8	28	7.9	19	10.0	4	8.4	17	5.9	30	0.7	17	—1.6	26	—2.9	11
1895	—7.2	28	-14.1	9	—4.1	1	3.0	5	3.7	18	7.2	13	9.2	15	8.6	26	6.7	14	0.0	30	—1.2	26	—1.8	22
1896	—4.1	11	—5.3	8	1.8	31	0.7	1	1.4	3	8.7	27	8.9	29	7.7	28	6.1	29	1.7	24	—2.6	30	—3.4	24

Maxima absolus : dates auxquelles ils ont été observés

Tableau VI.

	JANVIER	Date	FÉVRIER	Date	MARS	Date	AVRIL	Date	MAI	Date	JUIN	Date	JUILLET	Date	AOUT	Date	SEPTEMBRE	Date	OCTOBRE	Date	NOVEMBRE	Date	DÉCEMBRE	Date
1887	12.3	26	14.1	5	15.4	5	20.5	11	22.6	29	31.1	14	55.6	4	35.5	7	24.9	17	16.0	2	14.9	3	12.8	9
1888	10.9	22	10.4	12	13.2	10	19.0	29	25.6	18	34.0	3	26.8	22	32.4	10	28.4	15	23.1	27	16.2	12	13 8	9
1889	11.3	8	13.2	2	16 2	10	20.5	20	27 1	26	32.6	7	30.2	10	30.1	1	29.0	2	18.0	16	14.1	13	10.2	24
1890	14.1	23	15.7	18	24.4	25	20.9	30	29.3	24	30.1	26	30.1	14	32.0	1	28.0	11	23.8	6	16.2	15	7.0	26
1891	13.0	31	17.3	26	17.2	9	19.0	21	26.6	13	32.7	28	29.7	26	29.8	14	31.1	12	24.8	6	16.7	19	16.2	5
1892	11.0	12	13.8	15	18.3	20	24.6	9	29.4	25	36.8	28	31.9	28	37.2	16	29 8	19	19.6	27	17.9	15	13.9	3
1893	12.3	29	15.3	15	20.1	31	28.8	21	29.7	14	33.5	18	35.1	14	37.8	9	30.6	5	21 5	11	15.1	4	13.5	13
1894	12.6	18	13.1	27	20.0	27	24.5	10	26.1	18	29.6	30	35.6	6	27.7	31	27.0	20	21.0	9	19 2	3	11.7	15
1895	14.5	20	6.0	26	16.7	23	21.8	10	29.5	12	28.7	28	38.5	15	32.9	22	36.3	9	24.1	1	19.6	9	11.2	6
1896	12.1	26	14.3	20	21.6	24	19.0	19	26.4	12	29.3	1	35.2	14	25.6	18	26 1	8	10.8	8	11.2	14	11.5	3

Humidité relative moyenne

Tableau VII.

	JANVIER	FÉVRIER	MARS	AVRIL	MAI	JUIN	JUILLET	AOUT	SEPTEMBRE	OCTOBRE	NOVEMBRE	DÉCEMBRE	MOYENNES ANNUELLES
1887	88	82	80	75	71	72	73	73	76	77	87	89	78.6
1888	87	80	79	75	70	76	79	73	74	76	89	89	78.9
1889	85	87	85	84	80	72	74	77	80	86	88	90	82.3
1890	88	77	75	73	73	73	75	72	76	75	85	88	77.5
1891	82	78	73	65	73	73	73	74	74	79	85	83	76.0
1892	86	82	71	68	63	68	67	71	75	85	91	83	75.8
1893	82	81	67	57	63	60	56	60	67	68	82	88	69.3
1894	83	79	66	72	68	67	68	76	76	80	84	84	75 3
1895	82	72	77	74	65	68	67	73	61	79	85	88	75.0
1896	84	81	76	69	56	66	58	65	78	83	83	85	73.0
Moyenne mensuelle des 40 années	84.7	79.9	74.9	71 2	68.2	69.5	69.0	71.4	73 7	78.8	85.9	86.7	76.17
Moyenne trimestrielle	1er trim. 79.8			2e trim. 69.6			3e trim. 71.3			4e trim. 83.8			

Jours de Neige, de Gelée et d'Orage

Tableau VIII.

	JANVIER			FÉVRIER			MARS			AVRIL			MAI			JUIN			JUILLET			AOUT			SEPTEMB.			OCTOBRE			NOVEMB.			DÉCEMBR.			TOTAL ANNUEL des jours de		
	N.	G.	O.	N.	G.	O	N.	G.	O.	N.	G.	O.	N.	G.	O.	N.	G.	O.	N.	G.	O.	N.	G.	O.	N.	G.	O.	N.	G.	O.	N.	G.	O.	N.	G.	O.	NEIGE	GELÉE	ORAGE
1887	2	23	—	2	16	—	1	16	—	—	2	—	-	—	2	—	—	—	—	—	3	—	—	2	—	—	—	—	8	1	—	5	-	1	13	—	5	83	8
1888	2	16	—	8	19	—	7	12	—	1	5	—		—	—	—	—	3	—	—	2	—	—	3	—	—	1	—	11	—	—	—	—	—	15		18	78	9
1889	2	19	—	13	20	—	4	14	—	—	2	2	—	—	7	—	—	13	—	—	6		—	3	—	—	—	—	—	—	1	—	—	4	25	—	24	80	24
1890	0	4	2	3	14	—	4	6	—	1	—	8	—	—	15	—	—	5	—	—	2	—	—	11	—	—	2	—	3	—	2	5	1	2	29	—	12	61	46
1891	4	9	—	—	18	—	2	4	—	—	1	—	—	-	2	—	—	8	—	—	4	—	—	1	—	—	2	—	1	1	—	10	1	—	7	—	6	60	19
1892	4	13	—	2	4	—	4	11	1	2	i	1	—	—	3	—	—	1	—	—	6	—	—	4	—	—	2	—	—	2	—	—	—	—	14	—	12	43	20
1893	3	16	—	—	2	1	—	1	—	—	—	1	—	—	3	—	—	5	—	—	3	—	—	3	—	—	1	—	—	—	2	11	—	—	10	—	5	40	17
1894	3	10	—	—	7	—	—	1	—	—	—	5	—	—	2	—	—	2	—	—	2	—	—	5	—	—	—	—	—	—	—	4	1	1	6	—	4	28	17
1895	9	16	—	3	27	—	3	7	—	—	—	2	—	—	2	—	—	3	—	—	5	—	—	3	—	—	1	—	5	1	1	3	—	1	3	—	17	61	17
1896	1	11	—	—	17	—	1	—	—	—	—	—	—	—	1	—	—	5	—	—	3	—	—	2	—	—	2	—	—	1	—	7	—	1	5	—	3	40	14
Moyenne mensuelle	3.0	14.7		3.2	14.4		2.6	7.2			1.1	1.9			3.7			3.5			3.6			3.7			1.1		2.8	0.6	0.6	4.5	0.3	1.0	12.7		10.6	57.4	19

Pluviométrie

Tableau IX.

ANNÉES	JANVIER Hauteur d'eau tombée en millimètres	JANVIER Nombre de jours de pluie	FÉVRIER Hauteur d'eau tombée en millimètres	FÉVRIER Nombre de jours de pluie	MARS Hauteur d'eau tombée en millimètres	MARS Nombre de jours de pluie	AVRIL Hauteur d'eau tombée en millimètres	AVRIL Nombre de jours de pluie	MAI Hauteur d'eau tombée en millimètres	MAI Nombre de jours de pluie	JUIN Hauteur d'eau tombée en millimètres	JUIN Nombre de jours de pluie	JUILLET Hauteur d'eau tombée en millimètres	JUILLET Nombre de jours de pluie	AOUT Hauteur d'eau tombée en millimètres	AOUT Nombre de jours de pluie	SEPTEMB. Hauteur d'eau tombée en millimètres	SEPTEMB. Nombre de jours de pluie	OCTOBRE Hauteur d'eau tombée en millimètres	OCTOBRE Nombre de jours de pluie	NOVEMB. Hauteur d'eau tombée en millimètres	NOVEMB. Nombre de jours de pluie	DÉCEMB Hauteur d'eau tombée en millimètres	DÉCEMB Nombre de jours de pluie	MOYENNES ANNUELLES de la hauteur tombée en millimètres	MOYENNES ANNUELLES du nombre de jours de pluie
1887	42.5	8	14.3	7	16.2	6	38.0	14	64.9	18	35.8	6	56.7	13	39.1	9	61.2	10	38.3	11	78.3	19	45.6	16	530.9	137
1888	19.4	10	17.3	12	92.1	22	55.3	17	46.5	12	80.2	12	66.7	23	20.0	8	11.0	4	11.7	6	51.3	21	40.5	14	512.0	161
1889	8.2	7	124.2	21	57.7	18	77.5	17	74.9	12	86.4	10	81.4	17	42.6	14	39.5	11	59.4	21	52.7	15	35.5	11	740.0	174
1890	52.8	17	12.4	6	8.7	10	57.9	17	58.6	15	57.2	12	49.7	12	31.3	16	6.4	5	20.8	9	46.9	16	34.7	7	434.0	142
1891	25.0	13	3.4	2	22.6	10	28.4	10	57.7	17	42.3	9	36.9	12	23.1	16	32.8	12	85.2	17	35.8	12	44.1	16	437.0	146
1892	21.2	13	62.8	18	40.0	12	14.5	9	7.7	5	37.2	10	64.9	10	35.5	8	26.0	9	168.4	21	38.5	15	18.6	7	535.0	137
1893	25.8	12	62.7	18	8.6	4	5.5	3	54.6	9	20.2	9	30.2	14	19.7	4	43.0	10	55.9	14	37.0	12	62.9	15	426.0	124
1894	57.2	14	25.9	10	20.8	10	81.2	19	16.9	12	38.1	13	67.5	14	64.4	15	30.7	12	29.6	10	20.1	10	22.9	10	475.0	149
1895	40.4	23	11.4	4	59.8	15	40.1	15	53.2	8	92.9	11	75.9	13	40.8	12	5.0	2	52.1	14	74.9	16	66.9	21	613.4	154
1896	9.8	4	4.3	5	27.3	12	17.8	10	10.2	5	51.5	14	48.0	9	39.9	8	96.9	24	99.2	20	41.6	10	50.3	17	497.0	135
Moyenne mensuelle pour 10 ans de la hauteur d'eau tombée	30.3	—	38.8	—	35.3	—	41.6	—	44.5	—	54.1	—	57.7	—	41.0	—	35.2	—	61.8	—	47.7	—	41.9	—	520	
Moyenne mensuelle pour 10 ans du nombre de jours de pluie	—	12.1	—	10.3	—	11.9	—	13.1	—	11.3	—	10.6	—	13.7	—	11.6	—	9.6	—	14.3	—	14.6	—	13.4		145.9
Moyenne trimestrielle pluie / jours de pluie	1er trimestre 99m/m.4 34 jours						2e trimestre 140m/m.2 35 jours						3e trimestre 128m/m.5 34 jours						4e trimestre 151.m/m4 42 jours						Moyenne annuelle des 10 années Hauteur de pluie 520m/m Nombre de jours de pluie 145	
Moyenne semestrielle.	69 jours. 239.6												76 jours. 279.9													

Répartition de la pluie entre { saison froide (octobre à avril) 250m/m.2 et 76 jours de pluie
saison chaude (avril à octobre) 268m/m.7 et 69 jours de pluie.

Vents

Tableau X.

	Janvier								Février								Mars							
	N.	N.E	E.	S.E	S.	S.W	W.	N-W	N.	N.E	E.	S.E	S.	S.W	W.	N.W	N.	N.E	E.	S.E	S.	S.W	W.	N.W
1887	1	5	7	3	7	4	3	1	1	13	3	1	5	3	1	1	2	18	1	0	2	3	2	3
1888	3	8	6	1	8	1	3	1	6	8	2	0	0	4	4	5	0	6	2	0	4	11	5	3
1889	0	6	17	23	6	8	0	2	2	12	1	10	6	14	0	11	1	19	4	12	10	11	0	5
1890	2	2	2	3	12	3	7	0	2	10	9	4	0	1	1	1	0	6	1	1	6	4	9	4
1891	4	12	1	1	2	6	4	1	3	9	11	2	0	1	1	1	5	4	1	1	3	6	6	5
1892	2	7	3	2	0	7	7	3	2	5	2	0	7	3	7	3	3	9	6	4	1	3	2	3
1893	4	4	4	2	4	4	4	5	0	0	1	3	4	10	8	2	4	7	8	3	1	3	3	2
1894	5	1	3	3	7	5	5	2	0	6	0	2	0	8	9	3	2	12	2	2	1	6	4	2
1895	3	4	0	1	7	4	6	6	2	21	4	0	0	0	0	1	6	5	0	3	2	8	4	3
1896	1	16	2	1	3	4	2	2	2	13	7	2	2	0	3	0	5	1	0	0	4	10	8	3

	Avril								Mai								Juin							
	N.	N.E	E.	S.E	S.	S.W	W.	N.W	.	N.E	E.	S.E	S.	S.W	W.	N.W	N.	N.E	E.	S.E	S.	S.W	W.	N.W
1887	5	12	2	0	2	8	0	1	7	10	1	0	1	7	0	5	4	19	0	0	0	5	2	0
1888	3	10	1	0	2	7	6	1	7	8	4	3	0	7	3	1	2	6	2	1	3	6	9	1
1889	3	6	1	18	7	13	1	3	5	12	6	11	6	11	2	9	1	15	3	13	8	11	3	6
1890	6	3	5	3	1	2	7	3	4	6	2	5	5	5	1	2	0	2	0	1	2	3	10	3
1891	3	10	5	1	0	5	3	3	8	2	0	2	1	9	5	4	3	9	0	2	3	5	4	4
1892	7	6	4	0	1	2	7	3	5	6	3	2	4	0	6	5	3	5	1	1	0	7	8	5
1893	5	12	9	1	1	0	1	1	3	12	3	2	2	5	2	2	4	16	4	0	1	3	5	3
1894	5	3	2	2	6	9	0	3	4	7	1	0	0	5	7	7	0	6	2	6	0	9	8	5
1895	4	7	2	0	5	6	4	2	4	9	3	0	1	3	4	7	4	11	1	0	1	3	5	5
1896	8	7	0	0	0	3	4	8	8	19	1	0	0	0	1	2	8	4	2	1	3	6	4	2

Vents

Tableau X.

	Juillet								Aout								Septembre							
	N.	N.E	E	S.E	S.	S.W	W.	N.W	N.	N.E	E.	S.E	S.	S.W	W.	N.W	N.	N.E	E.	S.E	S.	S.W	W.	N.W
1887	7	11	1	0	1	5	6	0	5	10	3	0	1	6	3	3	2	11	1	1	1	7	3	4
1888	0	0	1	1	2	12	12	3	2	3	1	1	3	9	6	4	5	9	6	1	1	3	3	2
1889	3	21	5	6	10	24	4	12	4	3	0	5	10	20	7	13	3	14	4	7	9	5	10	8
1890	2	2	1	0	1	6	14	5	3	6	1	0	0	9	8	4	4	14	0	0	3	3	5	1
1891	1	5	1	1	1	5	8	9	1	1	0	0	0	16	9	4	0	9	1	0	5	12	4	0
1892	6	8	2	2	0	6	6	1	8	3	1	1	2	8	7	3	3	7	2	2	0	9	3	4
1893	2	2	0	1	1	7	12	6	3	9	4	1	2	4	4	4	4	5	3	1	1	8	6	2
1894	1	1	1	3	1	13	9	2	1	3	1	2	1	11	7	5	4	14	1	1	1	2	6	0
1895	5	4	0	0	0	13	5	4	4	4	0	1	3	12	6	1	2	15	2	0	5	3	3	1
1896	7	7	4	0	0	1	4	3	8	7	0	0	1	3	6	6	0	2	0	0	4	12	10	2

	Octobre								Novembre								Décembre							
	N.	N.E	E.	S.E	S.	S.W	W.	N.W	N.	N.E	E.	S.E	S.	S.W	W.	N.W	N.	N.E	E.	S.E	S.	S.W	W.	N.W
1887	5	24	2	0	3	0	5	2	1	7	2	2	8	6	2	2	3	5	2	0	2	6	9	4
1888	2	12	3	0	7	3	2	2	1	1	4	3	6	4	9	2	0	5	7	7	9	1	2	6
1889	0	5	1	3	13	25	11	4	0	4	7	11	20	10	3	5	0	3	17	13	10	13	2	4
1890	6	12	0	0	0	3	8	1	2	4	1	0	3	5	10	5	1	14	9	3	1	1	2	0
1891	1	11	1	1	5	9	2	0	0	5	3	0	4	9	9	1	3	0	4	5	8	5	5	5
1892	3	7	1	1	4	8	5	2	4	3	4	5	8	2	2	2	1	6	9	0	0	6	4	5
1893	3	7	3	0	1	3	4	0	3	10	3	1	1	2	8	2	2	8	2	2	5	5	5	2
1894	8	9	1	1	4	8	6	0	1	9	5	1	4	8	2	0	3	2	5	1	4	7	7	2
1895	4	6	2	0	2	7	10	0	1	4	5	1	4	11	3	1	2	2	2	5	2	10	7	1
1896	2	3	2	2	3	10	5	4	3	19	4	0	0	2	4	3	4	1	2	3	5	8	5	3

PRESSION BAROMÉTRIQUE ET TEMPÉRATURE
Moyenne annuelle

Graphique B

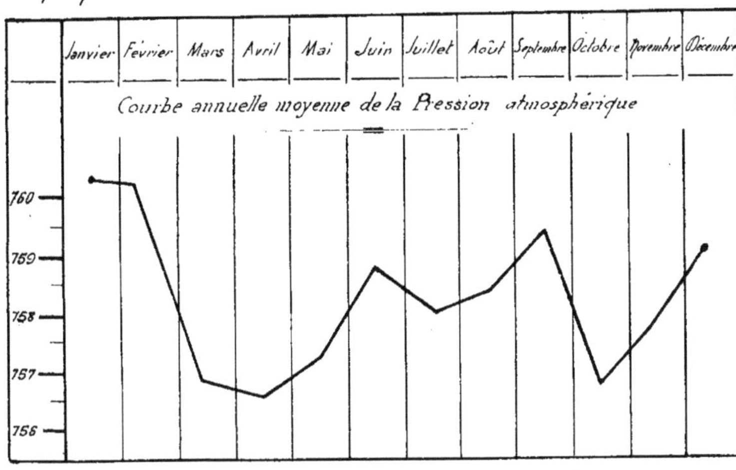

Courbe annuelle moyenne de la Température

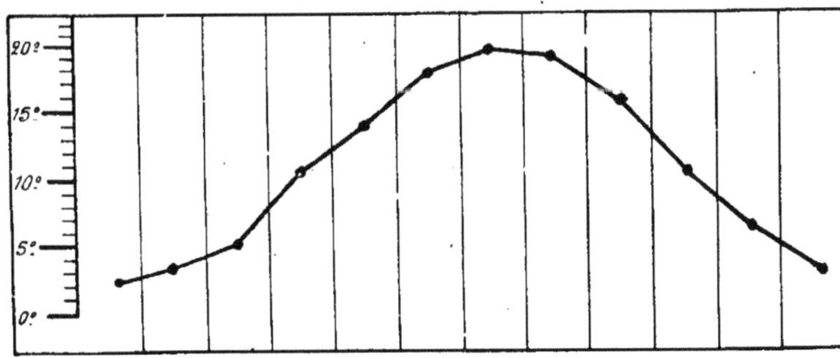

Graphique C

PLUVIOMÈTRIE
Moyenne annuelle
Echelle en m/m
Janvier
Février
Mars
Avril
Mai
Juin
Juillet
Août
Septembre
Octobre
Novembre
Décembre
60
50
40
30

HYGROMÈTRIE
Moyenne annuelle
90
80
70
60

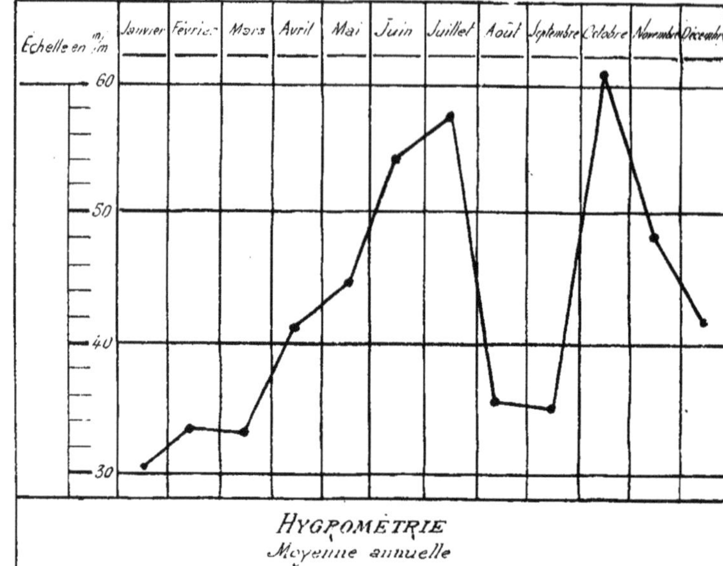

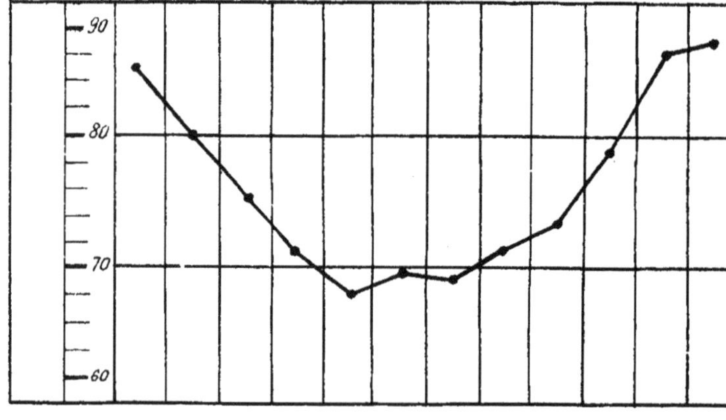

CHAPITRE II

DÉMOGRAPHIE

État de la population de Saumur aux divers recensements (1700 à 1896)

XVIIe Siècle. — Si l'on s'en rapporte à l'opinion émise par quelques auteurs, Saumur aurait possédé au cours du XVIIe siècle une population de beaucoup supérieure à celle d'aujourd'hui.

L'historiographe Bodin [1] évalue en effet de 20 à 25,000 le chiffre de ses habitants entre 1598, époque où cette ville fut donnée aux Calvinistes comme place de sûreté pour y pratiquer librement l'exercice de leur culte, et 1685, date de la révocation de l'Édit de Nantes qui fut le signal de cet immense exode qui frappa si cruellement la France entière.

Malgré l'importance que dut certainement avoir à cette époque la cité qui était alors le siège d'une Université protestante d'un certain renom, on a quelque peine à admettre qu'une aussi forte agglomération ait pu trouver place dans l'étroite enceinte du XVe siècle, en y comprenant même les faubourgs environnants de Nantilly, de Saint-Nicolas et des Ponts qui n'étaient alors que de faibles annexes.

D'ailleurs ce chiffre semble peu en rapport avec celui qu'indique en 1699 le garde des sceaux Miromesnil, concédant à Saumur 6,500 habitants, en faisant remarquer toutefois que depuis plus de 15 ans la population avait subi une réduction de plus de moitié.

[1] Bodin, loc. cit. tome 2, page 153.

XVIIIe Siècle. — Pendant la plus grande partie du XVIIIe siècle, les documents relatifs à l'importance de la population font presque absolument défaut : tout au plus peut-on citer celui de 1726 portant 7,668 habitants.

A partir de 1789 on trouve la mention de dénombrements plus suivis, mais leur établissement est loin de la précision et de la méthode acquise de nos jours, et jusqu'en 1831 ces évaluations sont plus ou moins approximatives.

Le dénombrement de 1789 marque une période intéressante de l'histoire de Saumur. La population qui est alors de 8,528 habitants est en voie d'accroissement déjà sensible, ce qui s'explique naturellement par l'apport d'un nouvel élément de prospérité : l'arrivée dans la ville du régiment de Royal Carabiniers et la création de l'École d'équitation (1766).

Mais cette bonne fortune dura peu, car l'École de cavalerie n'eut à ses origines qu'une existence éphémère. En 1788, le régiment de Carabiniers quitta définitivement Saumur et l'École fut provisoirement licenciée : la ville dut attendre jusqu'en 1814 que le principal ressort de sa vitalité et de son commerce lui fût rendu.

1800-1831. — Au début de cette période, la cité ne gagne tout d'abord qu'un faible appoint, comme en témoignent les census de 1801 — 9,585 habitants, 1805 — 9,957 habitants, 1811 — 9,995 habitants. Mais après 1815, au sortir de l'époque de troubles et d'incertitudes suscités par les guerres du premier empire, la ville retrouve le calme favorable à l'expansion de sa population.

L'École de cavalerie rétablie en 1814 assure au commerce et à l'industrie locale les éléments d'une activité nouvelle et cette fois durable. La prospérité renaît et les résultats de ce bien-être général s'accusent au recensement de 1821 par un total de 10,444 habitants, et de 12,500 au recensement de 1831, soit en l'espace de 15 années un bénéfice de 2,545 unités nouvelles correspondant à une augmentation moyenne annuelle de 170 habitants.

Tableau XI.

La population de Saumur aux divers recensements de 1699 à 1896

RÉSULTATS DES DIVERS RECENSEMENTS			
ANNÉES	HABITANTS	NOMBRE D'HABITANTS En plus	NOMBRE D'HABITANTS En moins
1699	6.506		
1726	7.668		
1789	8.528		
1801	9.585	1.057	
1811	9.995	410	
1821	10.444	449	
1831	12.500	2.056	
1836	11.925		575
1841	12.258	333	
1846	12.566	308	
1851	14.119	1.553	
1856	14.505	386	
1861	14.079		426
1866	13.663		416
1872	12.552		1.111
1876	13.822	1.270	
1881	14.186	364	
1886	14.187	1	
1891	15.151	964	
1896	16.442	1.291	
		10.442	2.528
Accroissement total depuis 1789.		7.914 habitants	

Graphique D

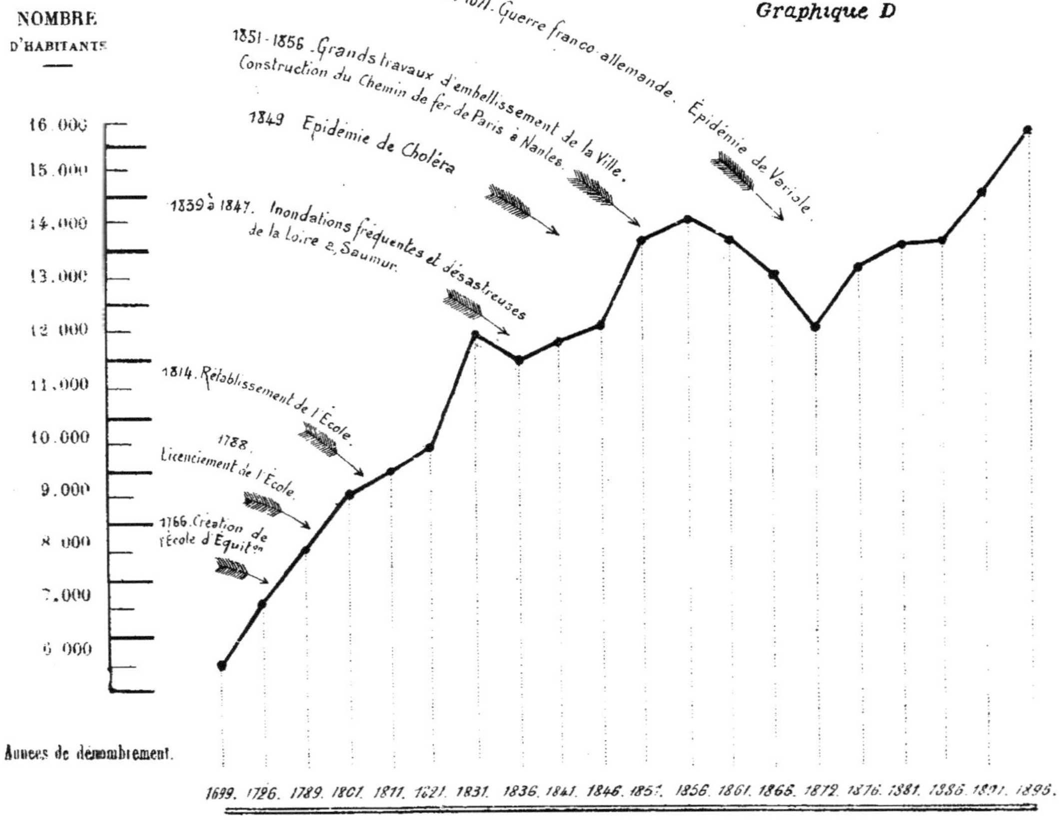

1831-1851. — Une période moins favorable succède à celle-ci : de 1831 à 1846, la population subit un temps d'arrêt et même un léger recul.

La relation des désastreuses inondations de la Loire [1] qui de 1839 à 1847 vinrent ravager la ville pour ainsi dire d'année en année expliquent suffisamment cet état stationnaire.

Comme si ces calamités ne suffisaient pas, le choléra vint encore marquer sur cette époque sa dure empreinte. En 1849 la mortalité atteint 43,08 pour 1,000 alors qu'elle avait été de 27,50 pour la période quinquennale antérieure.

1851-1872. — La population se relevant rapidement de ses deuils et de ses ruines, traverse une nouvelle phase heureuse, et reprend sa marche ascensionnelle. Les pertes se restaurent d'autant plus vite que l'horizon politique est limpide et que l'empire, à son avènement, encourage de toutes parts l'exécution de grands travaux d'édilité urbaine.

C'est de cette époque que datent la construction du nouvel Hôtel-de-Ville, du théâtre, l'agrandissement de l'École de cavalerie par l'adjonction de l'hôtel du Commandement et de nouveaux manèges, le percement de nouvelles rues, l'achèvement des levées d'enceinte, enfin la construction du chemin de fer de Paris à Nantes. Ces grands travaux appellent à Saumur un grand nombre d'employés et d'ouvriers, imprimant au commerce local un

[1] L'inondation de janvier 1843 fut particulièrement terrible « le 16 janvier, la *Loire* marquait $6^{m},20$ à l'échelle du *Pont Cessart*. A dix heures du soir sur divers points elle couvrait le quai de *Limoges*. La rue de la *Tonnelle* déja submergée déversait ses eaux dans le quartier du *Puits-Neuf*, de la rue *Saint-Jean*, de l'ancienne *Messagerie* et la *Porte-Neuve*. Vers minuit le *Thouet* rompit ses digues en trois endroits ouvrant une brèche de 20 et 25 mètres. Peu de temps après, la levée de la *Loire* au nord de l'École de cavalerie fut ouverte sur une largeur de plus de 100 mètres et en moins d'une demi-heure la ville fut envahie par des eaux torrentielles. Le 17 janvier la *Loire* parvint à $6^{m},70$ et dans plusieurs rues s'éleva à 2 et 3 mètres. De la colline de *Saint-Florent* à la chaussée de *Saint-Lambert*, les deux rivières confondues offraient l'aspect d'un fleuve diluvien dans lequel *Saumur* semblait couché comme dans un lac immense. » (Maurice Champion loc. cit. Tome 3, page 101.)

nouvel essor. La ville recupère et au delà le déficit des mauvaises années et le recensement de 1856 la retrouve avec un effectif de 14,505 habitants.

Mais cet accroissement ne se soutient pas. De 1861 à 1872, chaque dénombrement se chiffre par une perte sensible.

1861 — 14,079 habitants; 1866 — 13,663 habitants; 1872 — 12,552 habitants. Déjà le mouvement de la natalité se ralentit et le déficit qu'il occasionne n'est plus compensé par l'appoint de nouveaux immigrants.

Enfin la guerre franco-allemande et une forte épidémie de variole qui élève en 1871 le taux mortuaire à 57 pour 1,000 habitants, contribuent à réduire le chiffre de la population à 12,552 individus, le ramenant ainsi au total déjà atteint en 1831, quarante ans avant.

1872-1896. — Après les épreuves de l'année terrible, le même phénomène réparateur se reproduit. La population grandit d'année en année, mais cet accroissement est surtout marqué de 1891 à 1896 : en 5 années le croît brut de la population est de 1,575 individus.

Le dernier recensement du 29 mars 1896 se clôture par le chiffre le plus élevé que la population de Saumur ait vraisemblablement jamais atteint.

Il est à cette date de 16,442 habitants.

Croît de la population

Il ressort du relevé de ses dénombrements et du graphique *D* annexé au tableau XI que la population de Saumur a marché pendant deux siècles vers un accroissement constant qui n'a présenté d'interruption sensible qu'à deux périodes, sous l'action d'influences que nous avons en partie expliquées.

Depuis 1789, son importance numérique a presque doublé.

Mais il ne faudrait pas de cette constatation conclure immédiatement à un état de prospérité réelle de cette agglomération, car ces chiffres n'indiquent que l'accroissement brut, autrement dit en langage statistique, le croît de fait.

En comptabilité humaine, de même qu'en comptabilité commerciale, une situation ne se juge que d'après la balance des profits et des pertes. Ces deux termes sont ici représentés par les naissances et les décès et ce n'est qu'après avoir dressé cet inventaire qu'on peut arriver à la connaissance du croît véritable, du croît physiologique, le seul important pour l'avenir d'une collectivité et en mesure de donner la véritable expression de sa situation démographique

Mouvement de la Population de 1826 à 1895

Moyennes quinquennales des Naissances et des Décès. — Proportion pour 1.000 habitants. — Croit physiologique

Tableau XII.

PÉRIODES QUINQUENNALES	POPULATION (Moyenne des 2 dénombrements successifs)	NAISSANCES		DÉCÈS		EXCÉDENTS	
		Moyenne quinquennale	Pour 1.000 habitants combien de naissances	Moyenne quinquennale	Pour 1.000 habitants combien de décès	des naissances sur les décès. (Croît physiologique).	des décès sur les naissances
1826—1830	11.472	345.6	30.12	348.8	30.40	»	0.28
1831—1835	12.212	345.8	28.31	378.0	30.94	»	2.63
1836—1840	12.091	325.2	26.88	334.4	27.65	»	0.77
1841—1845	12.412	344.2	27.73	341.4	27.50	0.23	»
1846—1850	13.342	412.2	30.81	380.2	28.44	2.37	»
1851—1855	14.312	368.8	25.76	353.0	24.66	1.10	»
1856—1860	14.292	299.4	20.94	406.2	28.42	»	7.48
1861—1865	13.871	293.5	21.16	362.6	26.14	»	4.98
1866—1871	13.107	255.0	19.45	443.5	33.84	»	14.39
1872—1875	13.187	283.3	21.48	350.5	26.57	»	5.09
1876—1880	14.004	273.6	19.53	363.0	25.92	»	6.39
1881—1885	14.186	304.5	21.47	400.4	28.22	»	6.75
1886—1890	14.669	313.0	21.34	390.2	26.00	»	4.66
1891—1895	15.796	315.0	19.94	365.0	23.10	»	3.16

E. — Graphiques comparatifs de la natalité et de la mortalité de 1826 à 1895

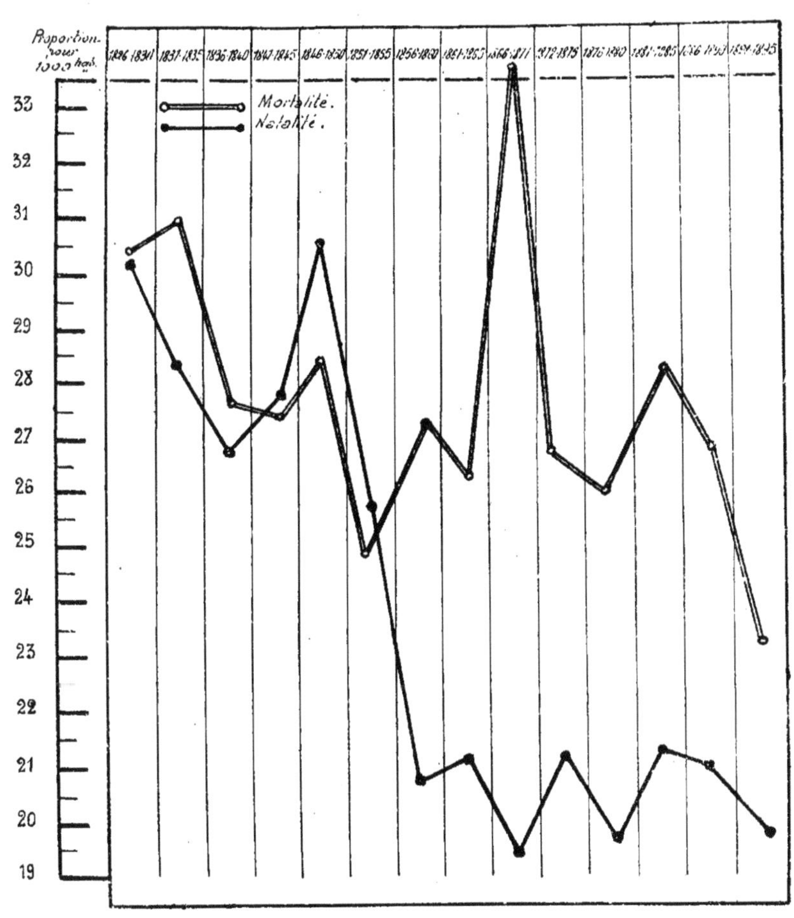

Les chiffres indiqués sur le tableau XII nous apportent les renseignements suivants :

1° A l'exception de la période de 1841-1855, qui se signale par un excédent de naissances, c'est-à-dire par un croît physiologique peu élevé d'ailleurs, toutes les autres périodes quinquennales se succèdent sans enregistrer un croît, si minime qu'il soit ;

2° Non seulement ce croît est nul, mais il fait place au contraire à un excédent de décès dont l'importance varie de 3,16 à 7,48 pour 1,000 habitants, car il convient de laisser de côté la période évidemment anormale de 1866-1872 qui porte la surcharge mortuaire des années 1871-1872.

Cette situation défavorable n'est pas spéciale à Saumur : elle s'observe pour un assez grand nombre de villes en France, et démontre bien les conditions qui régissent l'accroissement de beaucoup de centres urbains. Ces villes sont redevables de leur prospérité numérique non pas à la prolifération de leurs propres éléments, mais à l'arrivée constante de nouveaux renforts fournis par l'immigration.

Ce qui au premier abord semble être un accroissement n'est qu'un emprunt fait à d'autres populations; populations rurales principalement, et cette richesse apparente et spécieuse masque en réalité un déficit si l'on envisage l'ensemble d'une région.

Le croît que nous constatons pour la population de Saumur est donc factice et les chiffres portés sur le tableau XIII mettent en évidence la forte part fournie par l'immigration.

Population d'après le lieu d'origine

Tableau XIII.

COMPOSITION DE LA POPULATION D'APRÈS LE LIEU DE LA NAISSANCE	RECENSEMENT DE 1881	1886	1891
Population :	14.186	14.187	15.151
A. — Nés à Saumur	7.362	4.922	5.258
B. — Immigrants :			
Nés dans une autre commune du département	3.291	3.832	4.065
Nés dans un autre département	3.454	5.250	5.583
Nés en Algérie ou dans une autre colonie française	»	»	12
Nés à l'étranger	79	183	233
Total des étrangers à la commune	6.824	9.265	9.893

L'examen de ces 3 dénombrements montre que la masse des indigènes est pour ainsi dire noyée dans le flot des immigrants.

Les premiers sont aux seconds dans une proportion de moitié environ au dénombrement de 1891, de près du tiers seulement dans ceux de 1886 et 1891.

Il est intéressant à plus d'un titre d'être éclairé sur la provenance des courants d'immigration d'une population, cette étude pouvant dans une importante mesure fournir d'utiles indications non seulement à l'ethnologie, mais encore aux aptitudes physiques et morales d'une collectivité.

Nous ne pouvons malheureusement mettre en œuvre que les données recueillies au seul recensement de 1891, pour lequel cette enquête a été faite la première fois. Nous les produisons néanmoins, dans l'espoir qu'elles pourront servir de point de départ à des recherches ultérieures plus complètes.

Composition de la Population d'après le lieu d'origine

Provenance des immigrants (Recensement de 1891)

Tableau XIV.

GROUPEMENT PAR		
Régions	Provinces	Départements
Ouest : 11.102	Anjou. — 9.560	(Saumur 5,258 et, — Maine-et-Loire 4,065) 9.323. Sarthe 141 — Mayenne 96.
	Touraine. — 126	Indre-et-Loire 126.
	Bretagne. — 802	Ille-et-Vilaine 141 — Loire-Inférieure 287 — Finistère 219. Morbihan 112 — Côtes-du-Nord 43 —
	Poitou. — 496	Vienne 231 — Deux-Sèvres 217 — Vendée 48.
	Saintonge. — 118	Charente 52 — Charente-Inférieure 66.
Centre : 1.131	Limousin. — 498	Corrèze 183 — Haute-Vienne 157 — Creuse 158.
	Auvergne. — 301	Cantal 204 — Puy-de-Dôme 97.
	Diverses. — 332	Loiret 76 — Indre 68 — Eure-et-Loir 49 — Nièvre 43. Cher 38 — Loir-et-Cher 34 — Allier 24.
Nord : 671	Ile-de-France. — 355	Seine 203 — Seine-et-Oise 62 — Seine-et-Marne 46. Aisne 27 — Oise 17.
	Normandie. — 178	Seine-Inférieure 67 — Eure 36 — Calvados 27. Orne 26 — Manche 22.
	Diverses. — 138	Somme 38 — Nord 29 — Ardennes 20. Pas-de-Calais 18 — Marne 17 — Aube 16.
Est : 679	Lorraine-Alsace. — 269	Alsace-Lorraine 67 — Meurthe-et Moselle 107. Belfort 9 — Meuse 86.
	Diverses. — 410	Vosges 39 — Haute-Saône 34 — Doubs 27. Jura 19 — Haute-Marne 11 — Yonne 53 — Côte-d'Or 52. Saône-et-Loire 42 — Ain 54 — Rhône 56 — Loire 18.

GROUPEMENT PAR		
Régions	Provinces	Départements
Sud-Ouest : 784	Gascogne. — 444	Gironde 92 — Dordogne 68 — Lot-et-Garonne 25. Lot 22 — Aveyron 18 — Landes 26 — Gers 48. Hautes-Pyrénées 83 — Basses-Pyrénées 62.
	Languedoc. — 340	Haute-Garonne 35 — Tarn-et-Garonne 51 — Tarn 42. Aude 26 — Hérault 43 — Gard 27 — Lozère 28. Haute-Loire 19 — Ariège 27 — Pyrénées-Orientales 42.
Sud-Est : 381	Diverses. — 381	Isère 13 — Drôme 24 — Hautes-Alpes 19 — Savoie 27. Haute-Savoie 22 — Basses-Alpes 32 — Vaucluse 47. Var 63 — Bouches-du-Rhône 32 — Alpes-Maritimes 17. — Corse 85.
Français nés en France.....	14.748	
Français nés hors de France.	137	
Naturalisés français.........	48	
Etrangers..............	101	
Omissions..............	117	
Total.........	15.151	

Ainsi qu'on peut s'en assurer par l'examen du tableau XIV, la population de Saumur offre dans sa composition une assez grande homogénéité.

Le bloc de beaucoup prépondérant est formé d'individus originaires du département lui-même, ou du territoire de l'ancienne province d'Anjou. Ce bloc représente un ensemble de 9,560 habitants, soit les 3/4 de la masse totale.

Quoique nous n'ayons pas de chiffres précis à produire, il y a tout lieu de croire que le principal appoint en est fourni par l'immigration des communes environnantes et en général par les populations rurales du voisinage.

Ce fait n'est pas sans importance pour un département où l'agriculture est la principale source de prospérité.

Le surplus de cette population alluvionnaire est formé de groupes très restreints comprenant les variétés ethnologiques les plus diverses.

Dans l'ordre décroissant de leur importance, nous mentionnerons les contingents originaires des territoires de l'Ouest et du Centre : les groupes breton, poitevin, limousin y comprennent un nombre assez élevé de représentants, puis viennent les immigrants des régions plus éloignées, le Sud-Ouest, l'Est, le Nord, en dernier lieu le Sud-Est, répartition d'ailleurs conforme à la loi des distances et des facilités de communication qui président aux migrations humaines.

Étrangers. — L'immigration étrangère est réduite à quelques unités sans importance, ce qui n'a rien d'étonnant pour une ville, qui n'est ni un grand centre industriel, ni un lieu de villégiature réputé.

Classement par nationalité

Recensement de 1896

SEXE	Allemagne	Alsace-Lorraine	Angleterre	Italie	Espagne	Suisse	Belgique	Luxembourg	Amérique	République Argentine	Total
Masculin..	»	»	2	10	7	6	3	»	2	1	31
Féminin..	16	2	6	6	3	9	1	1	3	8	55
	16	2	8	16	10	15	4	1	5	9	86

Composition de la population par âge

1° Grands groupes d'âge.

La recherche si minutieuse de la composition de la population par âge se justifie par l'importance qu'elle présente.

Les trois grands groupes primordiaux qui constituent toute agglomération, enfants, adultes et vieillards apportent, suivant leur importance respective, des modalités très diverses à la masse totale, modalités que l'hygiène et l'économie politique ont tout intérêt à mettre en lumière.

Les adultes travaillent et reproduisent : c'est la partie active et rémunératrice du groupe social. Les enfants et les vieillards au contraire qui vivent aux dépens des premiers, en représentent les charges, le poids mort.

La proportion de ces trois groupes de vivants permet donc dans une certaine mesure de préjuger de la situation économique, du degré de bien-être général de la collectivité en faisant connaître le nombre des travailleurs en rapport aux consommateurs.

En outre si l'on considère que la valeur prolifique d'une population dépend en première ligne du nombre de ses adultes aux âges de reproduction, que d'autre part la maladie et la mort frappent surtout les âges extrêmes de la vie, la composition par âge fournit évidemment une base indispensable pour apprécier la valeur des divers facteurs démographiques de cette population (*natalité, nuptialité, mortalité*).

Le tableau XV fait connaître la proportion de trois grandes catégories d'âge de la population de Saumur aux trois dernières périodes quinquennales.

Tableau XV.

AGES	1886 (14.187 habitants)				1891 (15.151 habitants)				1896 (16.715 habitants)			
	Masculin	Féminin	Total	Proportion pour 1.000 habitants	Masculin	Féminin	Total	Proportion pour 1.000 habitants	Masculin	Féminin	Total	Proportion pour 1.000 habitants
Enfants (0 à 15 ans)...	1.470	1.616	3.086	**217**	1.648	1.709	3.357	**221.5**	1.808	1.858	3.666	**219**
Adultes (16 à 59 ans)..	4.914	4.522	9.436	**665**	5.138	4.977	10.115	**667.5**	5.718	5.475	11.193	**670**
Vieillards (60 ans et au-dessus)	689	976	1.665	**118**	659	1.020	1.679	**111**	729	1.127	1.856	**111**
Total par sexe......	7 073	7.114			7.445	7.706			8.255	8.460		

En faisant la moyenne de ces trois recensements, on peut attribuer à la population de Saumur la composition moyenne suivante, de laquelle nous rapprochons celle de la population de la France dans son ensemble, qui nous servira de terme de comparaison :

Pour 1,000 habitants on compte :	à Saumur	en France[1]
Enfants (de 0 à 15 ans)	219	267
Adultes (de 16 à 59 ans)	667	610
Vieillards (de 60 ans et au delà)	113	123

Un premier fait évident ressort de ces chiffres, c'est la faiblesse numérique des deux groupes extrêmes, les vieillards et surtout les enfants. La proportion de ces derniers est inférieure de près de cinquante unités à celle donnée pour la population française prise en bloc ; cette constatation se vérifie d'ailleurs par l'examen du faible mouvement de la natalité dans notre ville.

---

[1] **Composition par âge des principaux États d'Europe vers 1880 d'après J. Bertillon**

(*Cours élémentaire de Statistique administrative 1896*)

	Enfants (0 à 15 ans)	Adultes (15 à 60 ans)	Vieillards (60 et au delà)
Belgique	335	557	98
Bavière	342	565	93
Bade	352	566	82
Allemagne	354	567	79
Prusse	361	564	75
Hongrie	373	575	52
Angleterre	365	562	73
Italie	322	589	89

Quant à l'excédent des adultes, il peut être à priori, rapporté à la présence de la garnison, dont l'effectif moyen est annuellement de 1,300 hommes. Mais pour établir exactement la part qu'il y a lieu de faire à cet élément il est nécessaire d'entrer plus avant dans l'analyse et d'envisager la répartition de groupes d'âge plus restreints, de 5 en 5 ans.

2° *Petits groupes d'âge.*

Dans toute population normale ainsi décomposée, si aucun élément étranger ne vient en modifier l'aspect, on voit les effectifs les plus nombreux appartenir aux premiers âges de la vie, puis le nombre des vivants diminuant d'âge en âge à mesure que le groupe étudié est depuis plus longtemps exposé aux coups de la mort.

La population française dans son ensemble suit cette loi d'une façon très régulière, comme l'indique la courbe pointillée du graphique *F*.

En y superposant la courbe établie pour Saumur d'après les données du tableau XVI, on appréciera nettement les particularités de cette population.

La partie initiale du tracé fait d'abord apparaître l'infériorité déjà signalée du groupe de 0 à 15 ans. De plus les éléments de ce groupe ne présentent pas la disposition d'ensemble qui serait en harmonie avec la loi précédemment exposée : Au lieu de constater une uniformité, soit même une légère décroissance, dans la force numérique de ces âges, on relève au contraire un accroissement qui ne peut s'interpréter que par l'arrivée de nouvelles recrues, et qui démontre que déjà le mouvement migratoire s'exerce sur ce groupe.

De 19 à 25 ans, la courbe marque une brusque ascension évidemment due à la présence du contingent militaire dans la place, après quoi elle reprend son tracé normal. Mais ainsi que le fait ressortir la dissociation des deux graphiques, le groupe des adultes maintient sa prédominance jusque vers 45 ans, prédominance acquise à la population civile exclusivement, puisque la garnison n'est plus représentée à ces âges que par quelques unités dont le nombre est négligeable.

Après 45 ans, les deux tracés se confondent à peu près et leurs légers écarts ne donnent pas lieu à des remarques bien importantes.

Il demeure ainsi établi que la ville de Saumur possède une population jeune, composée d'une forte proportion d'adultes aux âges les plus favorables de travail et de reproduction, et qu'elle serait par cela même en droit de compter sur une nuptialité et une natalité supérieure à la moyenne, de même que sur une mortalité relativement faible.

Tableau XVI.

Nombre d'habitants à chaque groupe d'âge

Proportion pour 1.000 habitants

GROUPES D'AGE	SAUMUR — Recensement de 1886 (14.187 habit.) M.	F.	Total des sexes	Proportion pour 1.000 hab.	Recensement de 1891 (15.151 habit.) M.	F.	Total des sexes	Proportion pour 1.000 hab.	Recensement de 1896 (16.715 habit.) M.	F.	Total des sexes	Proportion pour 1.000 hab.	Proportion pour 1.000 hab. (Moyenne des trois recensements)	FRANCE — Sur 1.000 habitants, combien à chaque groupe d'âge
0 à 4 ans	455	467	922	**649**	495	483	978	**645**	543	513	1.056	**631**	**641**	**976**
5 — 9 —	433	482	915	**644**	487	529	1.016	**670**	533	581	1.114	**666**	**660**	**867**
10 — 14 —	480	562	1.042	**734**	544	573	1.117	**743**	598	628	1.226	**733**	**740**	**869**
15 — 19 —	489	549	1.038	**731**	599	621	1.220	**805**	659	684	1.343	**803**	**779**	**858**
20 — 24 —	1.053	664	1.717	**1.210**	1.327	719	2.046	**1.349**	1.519	790	2.309	**1.441**	**1.333**	**874**
25 — 29 —	892	536	1.428	**1.006**	688	737	1.425	**940**	758	811	1.569	**937**	**961**	**709**
30 — 34 —	598	611	1.209	**852**	599	643	1.242	**819**	659	708	1.367	**817**	**829**	**707**
35 — 39 —	493	551	1.044	**734**	559	611	1.170	**772**	619	672	1.291	**772**	**759**	**682**
40 — 44 —	437	494	931	**656**	467	529	996	**657**	514	582	1.096	**656**	**656**	**641**
45 — 49 —	402	427	829	**584**	394	478	872	**575**	434	520	960	**579**	**579**	**604**
50 — 54 —	338	402	740	**521**	332	396	728	**480**	365	435	800	**478**	**493**	**546**
55 — 59 —	314	393	707	**498**	295	367	662	**436**	325	403	728	**435**	**456**	**483**
60 — 64 —	226	307	533	**375**	244	353	597	**240**	269	389	658	**393**	**336**	**415**
65 — 69 —	202	249	451	**317**	185	274	459	**209**	204	302	506	**302**	**276**	**517**
70 — 74 —	126	196	322	**226**	122	162	284	**187**	135	178	313	**187**	**200**	**222**
75 — 79 —	84	140	224	**157**	65	141	206	**135**	72	156	228	**187**	**159**	**140**
80 — 84 —	36	59	95	**66**	29	69	98	**64**	32	76	108	**64**	**64**	**62**
85 — 89 —	15	20	35	**25**	12	19	31	**20**	14	21	35	**11**	**18**	**18**
90 — 94 —		5	5		2	2	4		2	3	5	**2**		**7**
95 — 99 —									1	2	3			**3**

F. — Graphique représentant le nombre d'habitants à chaque groupe d'âge à Saumur

Proportion pour 1.000

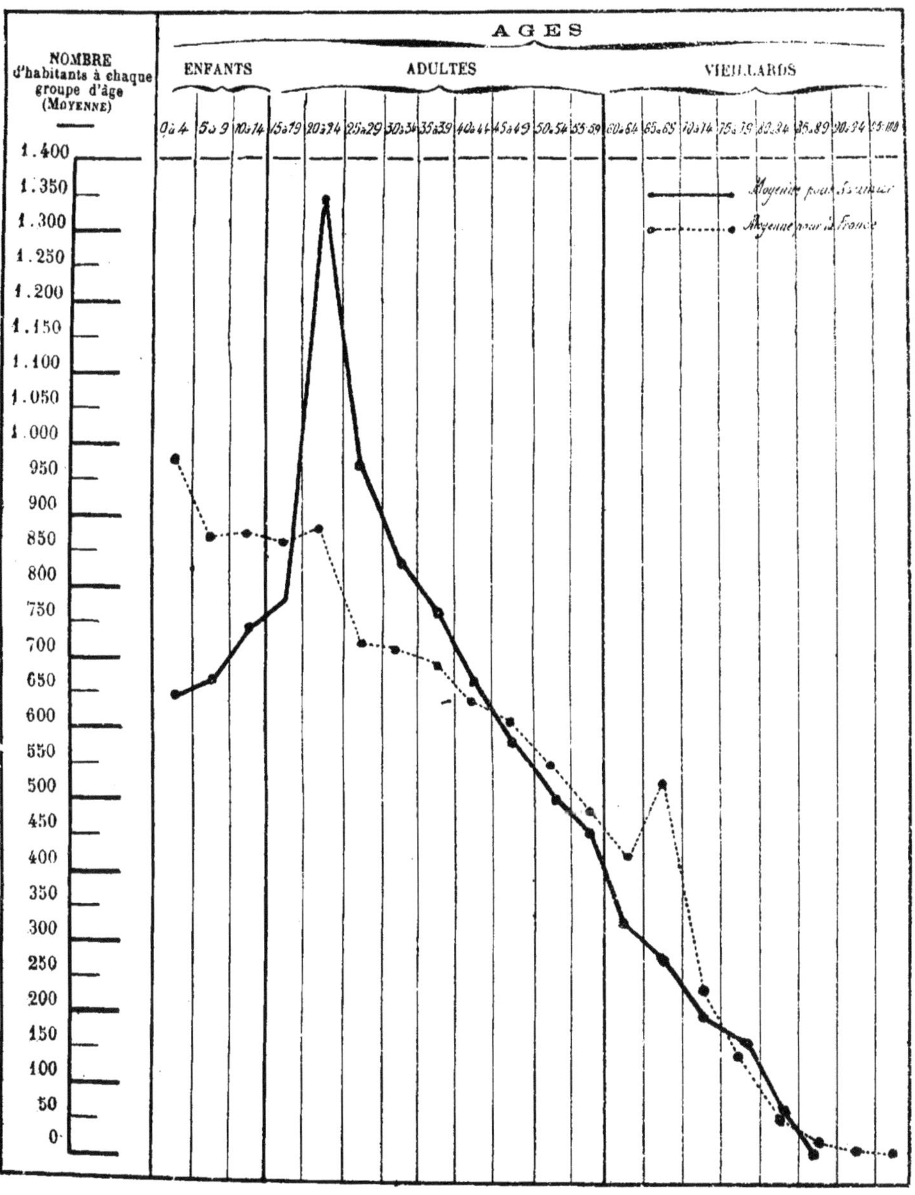

Composition de la Population de Saumur par sexe

Tableau XVII.

GROUPES D'AGE	Recensement de 1891					Recensement de 1896				
	Total par sexe		Excédent		Proportion d'hommes pour 1.000 femmes	Total par sexe		Excédent		Proportion d'hommes pour 1.000 femmes
	M.	F.	Masculin	Féminin		M.	F.	Masculin	Féminin	
0 à 4 ans.....	495	483	12	»	1.024	543	513	33	»	1 058
5 — 9 — ...	487	529	»	62	920	533	581	»	48	910
10 — 14 —	544	573	»	29	949	598	628	»	30	952
15 — 19 —	599	621	»	22	964	659	684	»	25	963
20 — 24 —	1.327	719	608	»	1.845	1.519	790	729	»	1.922
25 — 29 —	688	737	»	49	933	758	811	»	53	935
30 — 34 —	599	643	»	44	931	659	708	»	49	930
35 — 39 —	559	611	»	52	911	619	672	»	53	921
40 — 44 —	467	529	»	62	882	514	582	»	68	883
45 — 49 —	394	478	»	84	824	434	526	»	92	825
50 — 54 —	332	396	»	64	838	365	435	»	70	839
55 — 59 —	295	367	»	72	803	325	403	»	78	806
60 — 64 —	244	353	»	109	691	269	389	»	120	665
65 — 69 —	185	274	»	89	672	204	302	»	98	675
70 — 74 —	122	162	»	40	750	135	178	»	43	758
75 — 79 —	65	141	»	76	460	72	156	»	84	461
80 — 84 —	29	69	»	40	420	32	76	»	44	421
85 — 89 —	12	19	»	7	»	14	21	»	7	»
90 — 94 —	»	»	»	»	»	»	»	»	»	»
95 — 99 —	»	»	»	»	»	»	»	»	»	»

Saumur figure parmi les populations à excédent féminin constant.

On trouve en effet cette prédominance sur une longue suite de dénombrements.

Pour 1891 et 1896 la moyenne est la suivante :

964 Enfants mâles	pour 1,000 individus du sexe féminin de chacune de ces catégories d'âge.
860 Adultes mâles	
598 Vieillards mâles	

A tous les âges le nombre des femmes dépasse d'une façon très remarquable le nombre des hommes. Il n'y a d'exception que pour la période de 0 à 4 ans et de 20 à 24 où le sexe masculin l'emporte sur l'autre.

La prépondérance observée pour le groupe de 0 à 4 ans n'est que la confirmation d'un fait universellement constaté dans tous les pays à savoir l'excédent des naissances masculines (environ 1,050 ou 1,060 naissances mâles pour 1,000 féminines) excédent qui d'ailleurs est bientôt nivelé par la plus grande mortalité des garçons.

De 20 à 24 ans, la plus grande proportion des mâles s'explique naturellement par la présence de la garnison, et cesserait d'exister avec elle.

Cette différence au profit du sexe féminiu s'accentue de plus en plus à partir de 30 ans, pour atteindre son maximum d'écart entre 60 et 64 ans (677 hommes pour 1,000 femmes).

Composition de la population de Saumur par État-Civil (1)

Tableau XVIII.

CATÉGORIES	Recensement de 1886				Recensement de 1891				Recensement de 1896			
	M	F.	Total	Proportion pour 1.000 habitants	M.	F.	Total	Proportion pour 1.000 habitants	M.	F.	Total	Proportion pour 1.000 habitants
Enfants [1]	1.665	1.511	3 176	»	1.901	1.585	3.486	»	2.086	1.722	3.808	»
Célibataires [2]	940	1.791	2.731	**211,4**	1.040	2.085	3 125	**225,6**	1.348	2 526	3.874	**251**
Mariés	2.849	2.769	5.618	**436**	2.909	2.973	5.882	**425,3**	3 175	3.157	6.332	**410,2**
Veufs	327	975	1.302	**101**	284	1 039	1.323	**99,1**	330	1 062	1.392	**90**
Divorcés	9	8	17	**1,4**	11	24	35	**2,5**	15	13	28	**1,8**
Total	5.790	7.054	12.884		6.145	7.706	13.851		6.954	8.483	15.434	

[1] Les enfants comprennent les garçons de 0 à 17 ans, les filles de 0 à 14 ans.

[2] Dans les célibataires n'est pas comprise la garnison décomptée sur un effectif moyen de 1.300 unités à chaque dénombrement.

(1) **Proportion à Saumur des femmes nubiles de 15 à 19 ans**

	1886	1891	1896
Célibataires	1.524	1.795	2.174
Veuves	218	259	259
Divorcés	7	22	12
	1.749	2.076	2.445

Ce tableau offre quelques remarques intéressantes.

On voit le groupe des mariés diminuer entre le commencement de la période observée et la fin, 436 p. 0/00 en 1886 et 410 0/00 en 1896. Inversement le bloc des célibataires est en voie d'accroissement : de 211 0/00 en 1886 il s'élève en 1896 à 251 0/00, soit le quart de la population totale.

On constate dans cette courte période de 10 ans une tendance évidente à la restriction matrimoniale, qui est en parfaite corrélation avec l'abaissement de la nuptialité signalé d'autre part.

La population à l'état de veuvage est remarquable par la grande différence existant entre les deux sexes d'une façon constante. Cette constatation est d'accord avec la prédominance si marquée du sexe féminin aux âges avancés de la vie.

Cette plus grande longévité acquise au sexe faible s'explique suffisamment par la moindre usure vitale que subissent les femmes qui échappent dans une plus large mesure aux durs labeurs quotidiens, aux passions et notamment à l'alcoolisme, qui éprouvent plus particulièrement le sexe mâle.

Une autre raison vient également accentuer cette différence, c'est la plus grande facilité qu'ont les veufs de convoler en secondes noces.

Classement de la population de Saumur par professions

L'établissement d'une statistique rigoureuse par profession, quand il s'agit d'une agglomération quelque peu importante, est toujours une œuvre assez ardue.

Aussi, depuis le dernier recensement de 1896 a-t-on décidé de confier cette tâche à l'Office du travail (*Ministère du Commerce*) où sont centralisés tous les documents nécessaires à son élaboration.

Quoique dépourvus ainsi des matériaux les plus précieux, nous avons tenté cependant d'esquisser cette statistique dont l'intérêt pour l'étude d'une population n'est pas discutable. Sans prétendre à une précision absolue, nous estimons qu'elle peut suffire à renseigner sur l'importance des principaux groupes professionnels et donner un aperçu général sur la nature de l'activité commerciale et industrielle de la population saumuroise.

Le cadre des professions exposées dans le tableau XIX montre que Saumur ne possède pas de grands établissements industriels ni de groupes ouvriers importants assujettis en commun aux travaux dans des usines ou manufactures.

L'industrie locale la plus développée est représentée par la fabrication des chapelets et des médailles de sainteté, qui fait vivre une population de 8 à 900 personnes et assure un modique salaire à environ 400 ouvriers des deux sexes travaillant la plupart à domicile. Cette catégorie de travailleurs réside en majorité dans le quartier Est de la ville, et notamment dans les rues de Fenet et Notre-Dame qui comptent entre 2 et 300 de ces « *patenôtriers* ou *bijoutiers* ».

Une autre industrie est celle des distillateurs et des fabricants de vins mousseux qui a ses principaux établissements aux environs immédiats de la ville. Aussi ne possède-t-elle que peu d'ouvriers dans la population urbaine proprement dite, la plupart de ceux-ci habitent les communes avoisinantes à proximité des caves.

Ces deux industries mises à part, il ne reste plus que des groupes professionels peu nombreux et très divers sauf, toutefois, celui des ouvriers du bâtiment au nombre de 1,200 et celui de l'habillement à peu près d'égale importance (1,100).

Telle est la part de la classe industrielle dont l'ensemble s'élève environ à 225 patrons ou chefs d'établissement et 1,800 ouvriers.

Les autres branches de l'activité locale se répartissent entre les grandes catégories suivantes, englobant un total de 9,000 personnes

	Patrons, employés ou ouvriers	Famille et domestiques	Total.
I Agriculture	154	266	420
II Transports	293	504	797
III Commerce	1.107	2.099	3.176
IV Force publique	551	618	1.169
V Administrations publiques	70	179	249
VI Professions libérales	412	373	815
VII Personnes vivant exclusivement de leurs revenus	550	871	1 421
VIII Individus non classés			1.033

Cette classification suffit à établir que Saumur se compose principalement de commerçants, de petits rentiers, de fonctionnaires des diverses administrations publiques, et d'une population militaire de plus de 1,100 personnes, y compris les familles reparties dans les différents quartiers de la ville. Car nous n'avons pas compris dans cet ensemble la garnison logée dans les divers casernements de l'École de cavalerie.

Population de Saumur classée par profession

Dénombrement de 1896

Tableau XIX.

GROUPES PROFESSIONNELS	INDIVIDUS EXERÇANT EUX-MÊMES la profession comme				FAMILLE		TOTAL
	Patrons ou chefs d'établissement	Employés ou commis	Ouvriers ou manœuvres	Domestiques attachés au service personnel	des patrons	des employés ou ouvriers	
I. — Agriculture							
Propriétaires cultivant eux-mêmes leurs terres	41	»	13	»	66	30	150
Fermiers, métayers	8	»	7	»	12	2	29
Jardiniers, horticulteurs, maraîchers	52	»	33	»	99	57	241
TOTAL	101	»	53	»	177	89	420
II. — Industrie							
Industrie textile, Bonneterie, Corderie	8	3	22	»	13	54	100
Industrie extractive, Carrières	»	»	4	»	»	6	10
Forgerons, Couteliers, Chaudronniers, Ferblantiers	34	»	33	2	78	64	211
Industrie du cuir, Tanneurs, Selliers	13	»	10	»	20	11	54
Industrie du bois — Boisseliers, Vanniers	17	»	29	3	42	51	142
Industrie du bois — Charrons, Carrossiers	17	»	17	2	35	38	109
Industrie du bâtiment	82	»	282	3	190	640	1.197
Industrie de l'éclairage, Gaz, Électricité	2	10	20	2	5	54	93
Industrie de l'ameublement, Tapissiers Ébénistes	19	»	12	»	35	12	78
Industrie de l'habillement et de la toilette	149	5	327	18	312	312	1.123
Industrie de l'alimentation, divers	40	»	44	8	125	89	306
— *Distillateurs*	13	8	20	17	38	30	126
— *Champagniseurs*	6	5	54	10	16	107	198
A reporter	400	31	874	65	909	1.468	3.747

GROUPES PROFESSIONNELS	Individus exerçant eux-mêmes la profession comme				Famille		TOTAL
	Patrons ou chefs d'établissement	Employés ou commis	Ouvriers ou manœuvres	Domestiques attachés au service personnel	des patrons	des employés ou ouvriers	
Report	200	31	874	65	909	1.468	3.747
Industries relatives aux Lettres, Sciences, Arts	7	4	14	6	18	32	81
Industrie de luxe, objets de piété, *Chapelets, Médailles*	13	9	270	10	20	510	832
Autres industries	6	1	8	»	15	15	45
Journaliers, Manœuvres, Hommes de peine (sans indication)	»	»	650	»	»	690	1 340
Total	426	45	1.816	81	962	2.715	6.045
III. — Transports							
Portefaix, Commissionnaires	»	»	25	»	»	35	60
Voituriers, Charretiers, Camionneurs	»	»	30	»	»	70	100
Cochers, Palefreniers, Omnibus, Fiacres	10	»	50	»	26	65	151
Entretien des routes (Paveurs, Cantonniers)	»	»	20	»	»	40	60
Chemin de fer	6	50	60	»	12	170	298
Postes et Télégraphes	2	25	»	»	2	50	79
Tramways	1	14	»	»	4	30	49
Total	19	89	185	»	44	460	797
Total	546	134	2 054	81	1.183	3.264	7.262
IV. — Commerce							
Établissements de crédit, Banques, Assurances	6	8	»	5	13	10	42
Courtiers, Voyageurs, Représentants de commerce (sans indication)	»	40	»	5	»	80	125
Négociants en vins en gros	7	3	»	3	15	6	34
Hôteliers, Cabaretiers, Logeurs							
Débits de vins et liqueurs (Cafés, Restaurants, Auberges)	170	»	17	15	422	21	645
Hôtels et Maisons meublés	43	10	»	5	54	»	112
A reporter	226	61	17	33	504	117	958

GROUPES PROFESSIONNELS	INDIVIDUS EXERÇANT EUX-MÊMES la profession comme				FAMILLE		TOTAL
	Patrons ou chefs d'établissement	Employés ou commis	Ouvriers ou manœuvres	Domestiques attachés au service personnel	des patrons	des employés ou ouvriers	
Report.....	226	61	17	33	504	117	958
Cuisiniers..........	»	»	15	»	»	14	29
Commerce de l'alimentation..........	200	10	40	25	420	70	765
— de l'ameublement..... ...	13	»	8	5	28	3	57
— de l'habillement et de la toilette...	61	39	»	13	172	16	291
— divers...	120	12	50	20	190	54	446
Comptables, Caissiers (sans indication).	»	215	»	5	410	»	630
TOTAL.....	620	327	130	101	1.724	274	3.176
V. — Force publique							
Armée de terre — Officiers..	200	»	»	106	129	»	435
Armée de terre — Ordonnances.......	»	180	»	»	»	»	180
Armée de terre — Sous-officiers.......	»	20	»	4	»	44	68
Armée de terre — Cavaliers de manège.	»	132	»	3	»	295	430
Armée de terre — Gendarmerie...	1	11	»	1	3	22	38
Police..........................	1	6	»	»	»	11	18
TOTAL.....	202	349	»	114	132	372	1.169
VI. — Administration publique							
État, Département, Ville............ .	20	50	»	22	42	115	249
VII. — Professions libérales							
Cultes (Clergé régulier....	7	4	»	7	4	10	32
et séculier)....	14	246	»	»	»	»	260
Professions judiciaires..............	35	18	»	35	87	19	194
Professions médicales							
Médecins............	9	»	»	13	18	»	40
Pharmaciens......................	10	9	»	8	37	»	64
Vétérinaires..... ...., ...	2	»	»	»	»	»	2
A reporter.....	77	277	»	63	146	29	592

GROUPES PROFESSIONNELS	INDIVIDUS EXERÇANT EUX-MÊMES la profession comme				FAMILLE		TOTAL
	Patrons ou chefs d'établissement	Employés ou commis	Ouvriers ou manœuvres	Domestiques attachés au service personnel	des patrons	des employés ou ouvriers	
Report	77	277	»	63	146	29	592
Dentistes, Sages-femmes	10	»	»	2	8	»	20
Hospices	1	4	»	1	2	»	8
Enseignement	40	»	»	8	60	»	108
Lettres, Sciences et Arts	22	9	2	6	28	20	87
TOTAL	150	290	2	80	244	49	815
VIII. — Personnes vivant exclusivement de leurs revenus							
Propriétaires vivant principalement du produit de la location de leurs immeubles. Rentiers et retraités	550	»	»	221	650	»	1.421
IX. — Individus non classés							
Détenus, Indigents, Pensionnaires des collèges ou autres établissements, Hospices	»	»	»	»	»	»	1.033
TOTAL GÉNÉRAL	2.088	1.150	2.186	619	3.975	4.074	15.125

MOUVEMENTS DE LA POPULATION

Nuptialité — Natalité — Mortalité

I. — Nuptialité

Moyennes générales et quinquennales.

En parcourant les moyennes quinquennales des mariages contractés à Saumur pour une période de cinquante années (1846 à 1896), on constate que le taux de la nuptialité s'y maintient dans des limites satisfaisantes.

La moyenne générale est de 7,7 pour 1,000 habitants.

En comparant chaque moyenne quinquennale à celle de l'ensemble de la population française, on peut se rendre compte que les proportions sont sensiblement les mêmes ; à certaines périodes même, Saumur a présenté des chiffres supérieurs à ceux relevés pour la France entière.

Tableau XX.

PÉRIODES QUINQUENNALES	SAUMUR			FRANCE
	Population moyenne	Nombre de mariages (moyennes quinquennales)	Pour 1.000 habit. combien de mariages [1]	Pour 1 000 habit. combien de mariages
1846—1850	13.342	109	7.5	7.9
1851—1855	14.312	110	7.6	7.9
1856—1860	14.292	111	7.7	
1861—1865	13.871	115	8.2	7.7
1866—1871	13.107	92	7.	
1872—1875	13.187	121	9.9	8.3
1876—1880	14.004	103	7.3	
1881—1885	14.186	107	7.5	7.4
1886—1890	14.669	115	7.8	
1891—1895	15.796	110	6.9	7.
Moyenne générale : 7.7				

[1] Les proportions ci-dessus ont été établies en prenant pour base le chiffre de la population totale. Cette façon de décompter a le défaut de confondre toutes les catégories de vivants, celles aptes au mariage aussi bien que celles qui ne le sont pas (impubères, vieillards au-dessus de 60 ans et gens mariés). Pour l'exactitude des recherches, il serait plus logique de ne comparer le nombre des mariages qu'à celui des individus mariables. Mais nous n'avons pu, faute de chiffres suffisamment précis, adopter ce mode de calcul.

Nous pensons toutefois qu'étant donné le petit nombre d'enfants et de vieillards qui composent la population de *Saumur*, les chiffres donnés ci-dessus ne seraient que peu modifiés.

Mariages contractés à Saumur pendant une période de 9 ans (1888-1896), dans leurs rapports avec l'âge et l'état civil des conjoints.

Tableau XXI.

ÉPOUX	ÉPOUSES — Filles								Veuves								Divorcées								TOTAL DES ÉPOUX
	de moins de 20	de 20 à 24	de 25 à 29	de 30 à 34	de 35 à 39	de 40 à 49	50 et au-dessus	TOTAL	de moins de 20	de 20 à 24	de 25 à 29	de 30 à 34	de 35 à 39	de 40 à 49	50 et au-dessus	TOTAL	de moins de 20	de 20 à 24	de 25 à 29	de 30 à 34	de 35 à 39	de 40 à 49	50 et au-dessus	TOTAL	
Garçons																									
De moins de 20 ans...	1	»	1	»	»	»	»	2	»	»	»	»	»	»	»	»	»	»	»	»	»	»	»	»	2
De 20 à 24..	71	111	33	7	1	»	»	223	»	2	2	1	»	»	»	5	»	»	2	»	1	»	»	3	231
De 25 à 29..	74	206	96	21	2	2	»	401	»	4	7	5	4	»	»	20	»	»	1	1	»	»		2	423
De 30 à 34..	13	42	32	14	2	»	»	103	»	»	1	4	4	3	»	12	»	»	2	»	1	»	»	3	118
De 35 à 39..	2	7	8	12	5	2	»	36	»	1	1	1	»	1	»	4	»	»	»	»	1	»	»	1	41
De 40 à 49..	1	»	3	3	»	2	»	9	»	»	»	1	»	2	»	3	»	»	»	»	»	»	1	1	13
De 50 à 59..	»	1	»	»	2	1	2	6	»	»	»	1	»	3	2	6	»	»	»	»	»	»	»	»	12
De 60 et au-dessus...	»	»	»	»	»	»	1	1	»	»	»	»	»	»	3	3	»	»	»	»	»	»	»	»	4
Total....	162	367	173	57	12	7	3	781	»	7	11	13	8	9	5	53	»	»	5	1	3	»	1	10	844
Veufs																									
De moins de 20 ans..	»	»	»	»	»	»	»	»	»	»	»	»	»	»	»	»	»	»	»	»	»	»	»	»	»
De 20 à 24..	1	1	»	»	»	»	»	2	»	»	»	»	»	»	»	»	»	»	»	»	»	»	»	»	2
De 25 à 29..	3	5	2	2	»	»	»	12	»	»	3	»	»	»	»	3	»	»	»	»	»	»	»	»	15
De 30 à 34..	1	2	3	3	2	»	»	11	»	»	1	3	1	»	»	5	»	»	»	1	»	»	»	1	17
De 35 à 39..	»	6	2	1	4	1	»	14	»	1	»	1	2	1	»	5	»	»	»	1	»	»	»	1	20
De 40 à 49..	»	1	2	5	2	6	»	16	»	»	»	»	2	1	»	3	»	»	»	»	»	»	»	»	19
De 50 à 59..	»	1	4	1	1	4	1	12	»	»	»	»	2	4	5	11	»	»	»	1	»	»	»	1	24
De 60 et au-dessus...	»	1	»	»	»	1	2	4	»	»	»	»	»	3	5	8	»	»	»	»	»	1	»	1	13
Total....	5	17	13	12	9	12	3	71	»	1	4	4	7	9	10	36	»	»	»	3	»	1	»	4	116
Divorcés																									
De moins de 20 ans...	»	»	»	»	»	»	»	»	»	»	»	»	»	»	»	»	»	»	»	»	»	»	»	»	»
De 20 à 24..	»	»	»	»	»	»	»	»	»	1	»	»	»	»	»	1	»	»	»	»	»	»	»	»	»
De 25 à 29..	»	1	»	»	»	»	»	1	»	»	»	»	»	»	»	»	»	»	»	»	»	»	»	»	1
De 30 à 34..	»	»	4	»	»	»	»	4	»	»	»	»	1	»	»	1	»	»	»	»	»	»	»	»	5
De 35 à 39..	»	»	2	2	»	»	»	4	»	1	»	»	»	1	»	2	»	»	»	»	»	»	»	»	6
De 40 à 49..	»	1	»	1	»	»	»	2	»	»	»	»	2	1	»	3	»	»	»	»	»	»	»	»	5
De 50 à 59..	»	»	»	»	»	»	»	»	»	»	»	»	»	1	»	1	»	»	»	»	»	»	»	»	1
De 60 et au-dessus...	»	»	»	»	»	»	»	»	»	»	»	»	»	»	»	»	»	»	»	»	»	»	»	»	»
Total....	»	2	6	3	»	»	»	11	»	2	»	»	3	3	»	8	»	»	»	»	»	»	»	»	18
TOTAL DES ÉPOUSES	169	386	192	72	21	19	6	863	»	10	15	17	18	21	15	96	»	»	5	4	3	1	1	14	972

Nuptialité suivant l'âge.

Les chiffres absolus consignés dans le tableau XXI laissent entrevoir que la grande majorité des mariages se réalise pour les hommes entre 25 et 29 ans, pour les filles entre 20 et 24.

D'autre part les unions précoces ou tardives sont peu fréquentes, et l'on peut dire que pour l'ensemble les unions se célèbrent à l'âge le plus favorable, celui qui correspond au plein développement des sujets de l'un et de l'autre sexe.

Cette heureuse constatation serait de nature à faire espérer des générations nombreuses et vigoureuses. L'état d'affaissement de la natalité à Saumur montre qu'il n'en est malheureusement pas ainsi.

On peut en déduire que si la viriculture laisse à désirer dans cette population, elle n'est pas liée à une stérilité involontaire relevant de causes physiologiques ; on doit en rechercher les raisons ailleurs que dans le facteur démographique que nous étudions ici.

Renseignements divers sur les mariages contractés à Saumur de 1887 à 1896

ANNÉES	NOMBRE DES ÉPOUX		NOMBRE DES ÉPOUSES		NOMBRE DE MARIAGES consanguins entre				NOMBRE de mariages légitimes des enfants naturels	NOMBRE d'enfants ainsi légitimés	NOMBRE des MARIAGES
	ayant signé	n'ayant pas signé	ayant signé	n'ayant pas signé	neveux et nièces	oncles et nièces	beaux-frères et belles sœurs	cousins et cousins-germa.			
1887	»	»	»	»	»	»	»	»	7	10	112
1888	120	1	108	13	»	»	»	»	3	3	121
1889	100	3	91	17	»	»	»	»	10	13	108
1890	39	4	82	11	»	»	»	1	8	13	93
1891	121	6	120	7	»	»	»	1	10	12	127
1892	103	»	95	8	»	»	»	2	9	11	103
1893	118	2	113	7	»	1	»	»	4	4	120
1894	95	4	96	3	»	»	»	»	8	10	99
1895	99	3	101	1	»	»	»	1	7	9	102
1896	101	4	96	9	»	1	»	2	8	8	105
	946	32	902	76	»	2	»	7	93	93	1.090

Comme autres particularités intéressant la nuptialité, relatons en passant l'extrême rareté des mariages consanguins, et la proportion toujours décroissante des époux illettrés. Nous devons également une mention spéciale à la proportion assez notable des mariages réhabilitant des unions primitivement irrégulières.

Le tableau ci-dessus montre combien se concluent annuellement de ces unions, qui ont pour résultat immédiat de conférer aux produits nés hors des œuvres du mariage, une restauration d'état-civil heureuse à tout point de vue. Cette remarque laisse à penser qu'il subsiste dans les dispositions d'une population une plus forte dose de moralité qu'on ne serait tenté de supposer puisqu'on répudie moins ses œuvres et qu'on apporte une honnête résignation à en accepter les conséquences et à en amender les effets.

II. — Natalité

Mouvement de la natalité à Saumur de 1801 à 1895.

Comme déjà nous l'avons fait pressentir, le taux de la natalité à Saumur est loin d'être satisfaisant et cette ville ne suit que très fidèlement le mouvement général de décroissance signalé dans toute la France depuis une longue série d'années. On est même surpris de constater la rapidité avec laquelle ce mouvement s'est réalisé et on est amené à reconnaître qu'il se maintient dans des limites bien inférieures à celles de la moyenne générale du pays.

Il suffit d'un regard jeté sur le tableau XXII et le graphique *II* pour juger des phases de cette inquiétante évolution.

Au début de ce siècle, la ville comptant un tiers d'habitants en moins fournissait le même nombre de naissances qu'aujourd'hui. Cet état reste prospère jusqu'en 1850. Puis la décadence commence : elle survient non pas par une rétrogradation progressive insensible, mais brusquement, à grandes enjambées. En 10 ans, de 1850 à 1860, la natalité descend de 30,8 pour 1,000 habitants à 20,9. Depuis cette époque le terrain perdu n'est plus reconquis et le chiffre des naissances se maintient misérablement entre 19 et 21 pour 1,000, alors que la natalité moyenne de la France est encore à l'heure présente de 23 à 24.

Nous savons par ce qui précède que ce faible rendement ne saurait être imputable à un déficit d'adultes ou à une nuptialité inférieure. Ces conditions primordiales ont été analysées et reconnues satisfaisantes. Les causes de cet affaissement de la natalité sont d'un autre ordre : elles ne diffèrent pas de celles que les moralistes dénoncent comme agissant sur l'ensemble du pays tout entier à savoir la limitation volontaire des enfants,

Mouvement des naissances à Saumur de 1801 à 1895

Tableau XXII.

PÉRIODES QUINQUENNALES	SAUMUR Population moyenne	SAUMUR Naissances moyennes quinquennales	SAUMUR Pour 1.000 habitants combien de naissances	FRANCE Pour 1.000 habitants combien de naissances	
1801-1810	9.790	308.3	**31.6**	1801-1810	**33**
1811-1820	10.218	304.1	**30.0**		
1821-1825	10.444	305.4	**29.2**	1811-1820	**32**
1826-1830	11.472	345.6	**30.1**		
1831-1835	12.212	345.8	**28.3**	1821-1830	**31**
1836-1840	12.091	325.2	**26.8**		
1841-1845	12.412	344.2	**27.7**	1831-1840	**29**
1846-1850	13.342	412.2	**30.8**		
1851-1855	13.312	368.8	**25.7**	1841-1850	**27**
1856-1860	14.292	299 4	**20.9**		
1861-1865	13.871	293.5	**21.1**	1851-1860	**26**
1866-1871	13.107	255.0	**19.4**		
1872-1875	13.187	283.5	**21.4**	1861-1870	**26**
1876-1880	14.004	273.6	**19.5**		
1881-1885	14.186	304.5	**21.4**	1871-1880	**25**
1886-1890	14.669	313.0	**21.3**		
1891-1895	15.796	315.0	**19.9**	1881-1890	**24**

H. *Graphique comparatif de la natalité à Saumur et dans l'ensemble de la France*

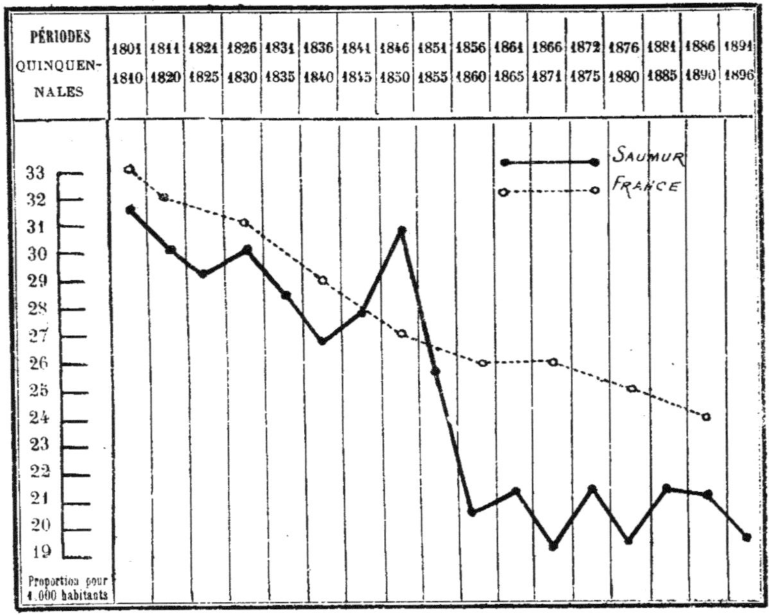

PÉRIODES QUINQUENNALES

1801 1810 | 1811 1820 | 1821 1825 | 1826 1830 | 1831 1835 | 1836 1840 | 1841 1845 | 1846 1850 | 1851 1855 | 1856 1860 | 1861 1865 | 1866 1871 | 1872 1875 | 1876 1880 | 1881 1885 | 1886 1890 | 1891 1896

33 32 31 30 29 28 27 26 25 24 23 22 21 20 19

Proportion pour 1.000 habitants

SAUMUR

FRANCE

inspirée par le souci et le désir du bien-être général. Ce sentiment grandit en raison direct du degré d'aisance et de prospérité de groupes sociaux.

Les statistiques si suggestives établies par Bertillon montrent que les régions de la France qui ont la plus faible natalité sont celles qui représentent les départements où la fortune territoriale est la plus développée, les contrées possédant de riches produits naturels, où l'agriculture est en honneur bien plus que l'industrie. Tels sont les départements normands, ceux de la vallée de la Garonne qui se remarquent par leur faible natalité, et qui forment un saisissant contraste avec la natalité encore satisfaisante des pays pauvres comme la Bretagne, les Cévennes ou des pays industriels comme les Flandres, le Pas-de-Calais.

L'analyse des groupes professionnels à Saumur nous a édifié sur la part si minime qu'y occupe l'industrie proprement dite et sur la prépondérance au contraire si marquée des propriétaires, des petits rentiers et des commerçants. Si l'on considère de plus que Saumur appartient à un département essentiellement agricole, on y trouvera en partie l'interprétation du faible bilan de la natalité qui revient à cette ville.

La même dépression de la natalité s'observe d'ailleurs sur l'ensemble du département de Maine-et-Loire (21,5 naissances pour 1,000 habitants) qui se trouve à l'heure présente déjà englobé dans cette large zone d'oliganthropie, qui, pareille à une sombre tache de phylloxéra toujours grandissante « s'étend en un croissant discontinu sur 48 de nos départements, c'est-à-dire sur près des deux tiers de notre territoire. [1] »

[1] Arsène Dumont. *État de la dépopulation de la France en 1893* (congrès de Bordeaux 1895).

Naissances à Saumur par sexe et par État-Civil pendant une période de 10 ans (1887-1896).

Tableau XXIII.

ANNÉES	POPULATION (moyenne)	NAISSANCES — 1° Par État-Civil — Légitimes — M.	F.	TOTAL	Illégitimes — M.	F.	TOTAL	2° Par Sexe — M.	F.	TOTAL des NAISSANCES	PROPORTION pour 1.000 habitants
1887		133	122	255	10	22	32	143	144	287	19.56
1888	14.669	151	140	291	27	23	50	178	163	341	23.24
1889		168	126	294	19	16	35	187	142	329	23.10
1890		159	135	294	22	7	29	181	142	323	22.74
1891		162	151	313	18	22	40	180	173	353	22.59
1892		122	129	251	23	22	45	145	151	296	18.73
1893	15.796	125	148	273	18	13	31	143	161	304	19.24
1894		135	139	274	18	21	39	153	160	313	19.81
1895		138	117	255	22	16	38	160	133	293	18.54
1896		140	140	280	19	16	35	159	156	315	19.94
TOTAUX..		1.433	1.347	2.780	196	178	374	1.620	1.525 (3.154)	3.154	207.29
Moyenne des 10 ans		Naissances légitimes 278			Naissances illégitimes 37			Naissances Masculin 163	Féminin 152	Moyenne totale des naissances 315	TAUX de la natalité 20.79

Illégitimité. — La natalité illégitime oscille dans des limites assez étendues, elle fournit à la natalité générale un appoint, qui, si petit qu'il soit, acquiert son importance dans une population où le chiffre des naissances est si réduit.

Comparée aux naissances légitimes, elle donne pour la dernière période décennale les résultats suivants :

Sur 1,000 naissances il y a :

En 1887....	125	naissances illégitimes		En 1892....	179	naissances illégitimes
1888....	171	— —		1893....	113	— —
1889...	119	— —		1894...	142	— —
1890....	98	— —		1895....	149	— —
1891....	126	— —		1896....	125	— —

Moyenne des 10 années : 133.

Si l'on considère que la proportion des naissances illégitimes pour la France entière n'est que 117 0/00 dans les villes, et 13 0/00 dans les campagnes, on estimera que le taux de l'illégitimité est assez élevé à Saumur.

Mais comme nous l'avons déjà fait remarquer en exposant la nuptialité, le chiffre de ces illégitimités se trouve réduit par une régularisation ultérieure de leur état-civil au moment du mariage de leurs auteurs. Il se constitue ainsi pour eux une famille qui, pour n'être pas orthodoxe dans ses origines, n'en existe pas moins.

Sexualité. — La relation entre les naissances masculines et féminines corrobore l'observation universellement constatée de la prédominance des enfants mâles.

Cette prédominance, il est vrai, est ici extrêmement faible, quisqu'elle se chiffre en 10 ans par un excédent d'une centaine de garçons.

En suivant la répartition année par année, on constate même des séries où la priorité numérique est acquise aux enfants du sexe féminin. Ces chiffres sont de peu inférieurs à la moyenne générale relevée pour l'ensemble de la population française (1,050 garçons pour 1,000 filles).

Relevé des naissances à Saumur selon le lieu où elles se sont produites

Période de 10 ans (1887-1896)

Tableau XXIV.

ANNÉES	NAISSANCES						TOTAL annuel des NAISSANCES
	A L'HÔPITAL			EN VILLE			
	Légitimes	Illégitimes	TOTAL	Légitimes	Illégitimes	TOTAL	
1887	20	20	40	235	12	247	287
1888	31	32	63	260	18	278	341
1889	33	28	61	261	7	268	329
1890	38	22	60	256	7	263	323
1891	31	22	53	282	18	300	353
1892	33	27	60	218	18	236	296
1893	32	17	49	241	14	255	304
1894	32	36	68	242	3	245	313
1895	38	33	61	227	5	232	293
1896	39	25	54	251	10	261	315
	307	262	569	2.473	112	2.585	3.154

La plus grande partie des accouchements se produit au domicile des parents.

Le service de la maternité n'enregistre que 18 0/0 de la totalité des naissances, mais il reçoit plus des deux tiers des naissances illégitimes (70 0/0).

Gémelléité

Naissances doubles constatées à Saumur pendant une période de 10 ans (1887-1896)

Tableau XXV.

ANNÉES	TOTAL des NAISSANCES	NOMBRE D'ACCOUCHEMENTS ayant produit			NOMBRE DES ENFANTS ISSUS DE CES ACCOUCHEMENTS							PROPORTION des NAISSANCES doubles pour 1.000 grossesses
		2 garçons	2 filles	1 garçon et 1 fille	Nés vivants M.	Nés vivants F.	Morts-nés M.	Morts-nés F.	Totaux M.	Totaux F.	Totaux	
1887	287	»	1	»	»	2	»	»	»	2	2	
1888	341	2	»	»	4	»	»	»	4	»	4	
1889	329	»	1	»	»	2	»	»	»	2	2	
1890	323	»	1	1	1	3	»	»	1	3	4	
1891	353	2	2	2	3	8	1	»	4	8	12	
1892	296	1	2	»	2	4	»	»	2	4	6	
1893	304	1	»	»	»	»	2	»	2	»	2	
1894	313	4	»	»	4	»	4	»	8	»	8	
1895	293	2	»	1	5	»	»	1	5	1	6	
1896	315	1	1	1	1	3	2	»	3	3	6	
		13	8	5	20	22	9	1	29	23		
	3.154	26			42		10		52		52	8.24
					52							

Nota. Il n'a pas été relevé de naissances triples.

En France on compte 9,87 grossesses doubles par 1,000 grossesses générales.

Cette proportion à Saumur est assez rapprochée de la moyenne générale.

Pour Maine-et-Loire elle s'élève à 10,4 pour 1,000, ce qui lui assigne d'après Bertillon le n° 49 sur les 89 départements.

Sur les 26 grossesses doubles on relève 21 couples unisexués et 5 couples bisexués, la prépondérance est acquise à la gémelléité masculine.

La morti-natalité gémellaire est très élevée, elle est de près du quart.

Natalité par mois

Période de 10 ans (1887-1896)

Tableau XXVI.

ANNÉES	JANVIER	FÉVRIER	MARS	AVRIL	MAI	JUIN	JUILLET	AOUT	SEPTEMBRE	OCTOBRE	NOVEMBRE	DÉCEMBRE	TOTAL
1887	25	16	30	19	22	25	34	26	23	22	23	22	287
1888	38	34	28	25	37	34	26	32	18	17	21	31	341
1889	25	36	34	27	22	25	21	31	26	21	24	37	329
1890	33	26	42	28	30	30	23	26	22	15	27	21	323
1891	31	24	26	23	28	29	27	41	35	31	23	35	353
1892	21	22	31	24	33	23	27	20	13	25	29	28	296
1893	29	34	17	32	32	19	30	22	29	17	26	17	304
1894	40	18	27	28	27	19	23	29	22	19	32	29	313
1895	28	20	34	26	29	27	23	20	29	14	24	19	293
1896	24	26	31	24	32	29	25	26	36	19	15	28	315
TOTAUX...	294	256	300	256	292	260	259	273	233	200	244	267	3.154
Moyenne mensuelle des 10 années	29	25	30	25	29	26	25	27	23	20	24	26	315

TABLEAU GÉNÉRAL

Proportions annuelles et décennales pour

Natalité comparée

Tableau XXVII.

RENSEIGNEMENTS SUR LA POPULATION PAR QUARTIERS

QUARTIERS	Recensements de 1886	1891	1896
Nord (Visitation)......	2.798	2.377	3.130
Est (Notre-Dame)... } Centre (Saint-Pierre). }	5.223	5.864	6.110
Sud (Nantilly)	2.313	2.627	2.642
Ouest (Saint-Nicolas)..	2.513	2.424	3.173
Total....	12.847	13.292	15.055
Population comprise à part...............	1.340	1.575	1.367
Population de passage.	»	284	»
Population totale.....	14.187	15.151	16.442

	NORD Nombre de naissances	PROPORTION pour 1.000 habit.
1887	67	25.8
1888	79	30 5
1889	76	29.3
1890	72	27.8
1891	93	35.9
1892	77	27.9
1893	63	22.8
1894	70	25.4
1895	62	22.5
1896	58	21.0
Total des naissances par quartier...	717	
Proportion moyenne pour 10 ans...	26 9	

DE LA NATALITÉ

une période de 10 ans (1887-1896)

par quartiers

EST ET CENTRE				SUD		OUEST		TOTAL des naissances à un domicile connu	NAISSANCES		TOTAUX annuels des naissances	PROPORTIONS annuelles pour 1.000 habitants
Nombre de naissances: Est	Nombre de naissances: Centre	TOTAL des naissances	PROPORTION pour 1.000 habit.	Nombre de naissances	PROPORTION pour 1.000 habit.	Nombre de naissances	PROPORTION pour 1.000 habit.		sans indication de domicile (1)	hors Saumur (2)		
56	50	106	**19.1**	43	**17.4**	67	**27.1**	283	3	1	287	**19.5**
75	61	136	**24.5**	48	**19.4**	68	**27.5**	331	5	5	341	**23.2**
56	64	120	**21.6**	41	**16.5**	85	**34.4**	322	2	5	329	**21.7**
51	57	108	**19.4**	69	**27.9**	67	**27.1**	316	2	5	323	**22.1**
66	55	121	**21.8**	59	**23.8**	76	**30.7**	349	2	2	353	**24.0**
42	60	102	**17.0**	35	**13.2**	69	**27.3**	283	11	2	296	**18.7**
48	60	108	**18.0**	48	**18.2**	77	**30.6**	296	2	6	304	**19.2**
49	55	104	**17.5**	51	**19.4**	76	**30.4**	301	4	8	313	**19.7**
45	69	114	**19.9**	49	**18.6**	64	**25.3**	289	2	2	293	**18.5**
66	57	123	**20.5**	54	**20.5**	70	**27.7**	305	4	6	315	**19.9**
Est 554	Centre 588			497		719		3.075	37	42	3.154	
19.9				**19.4**		**28.8**		307.5	3.7	4.2	315	**20.6**

[1] Enfants présentés sans indication de domicile ou nés de parents ne possédant aucun domicile fixe (nomades, forains ou autres hôtes de passage).

[2] Enfants dont les mères domiciliées hors la commune sont venues accoucher à Saumur.

III. — Mortalité.

Mouvement des décès à Saumur de 1826 à 1895.

Le tableau ci-joint et le graphique qui y est annexé donnent la proportion des décès observés dans la ville depuis 1826 jusqu'à l'époque actuelle.

Si on fait abstraction du tribut mortuaire exceptionnel, prélevé par les calamités de 1870-71 (guerre franco-allemande, variole), il apparaît que dans la succession de ces 14 périodes quinquennales qui embrassent un cycle de 70 années, la léthalité a suivi dans son ensemble une décroissance très sensible.

La proportion des décès s'est abaissée de 30,4 à 23,1 pour 1,000 habitants, représentant un écart de plus de 7 unités entre le début et la fin de la période observée.

La première pensée qui vient à l'esprit serait d'attribuer cette diminution aux progrès réalisés dans l'hygiène urbaine en général.

Il n'est pas douteux que depuis plus d'un demi-siècle l'assainissement privé ou public ne se soit amélioré et que cette amélioration n'ait exercé une influence heureuse sur la marche de la mortalité.

Mais quelle part exacte peut-on lui attribuer? Il serait malaisé de le dire sans s'exposer à des appréciations aventurées.

Assurément la mortalité est celui de tous les phénomènes démographiques qui semble le moins difficile à enrayer par l'action intentionnelle de l'homme, et les efforts des hygiénistes arriveront avec le temps à des résultats importants et durables.

Mais pour avoir une notion précise des effets obtenus par les réformes sanitaires sur un facteur aussi complexe que la mortalité, il est nécessaire d'étudier, sur une longue suite d'années, la répartition des décès suivant leur groupement topographique, suivant leurs causes, et ces documents indispensables font

Mouvement des décès à Saumur de 1826 à 1895

Tableau XXVIII.

PÉRIODES QUINQUENNALES	SAUMUR Population moyenne	SAUMUR Décès moyenne quinquennale	SAUMUR Pour 1.000 habitants combien de décès	FRANCE Pour 1.000 habitants combien de décès	
1826-1830	11.472	348.8	30.4	1821-1830	25
1831-1835	12.212	378.0	30.9	1831-1840	25
1836-1840	12.091	334.4	27.6		
1841-1844	12.412	341.4	27.5	1841-1850	23
1845-1850	13.342	380.2	28.4		
1851-1854	13.312	353.	24.6	1851-1860	24
1856-1860	14.292	406.2	28.4		
1861-1865	13.871	362.6	26.1	1861-1870	23
1866-1871	13.107	443 5	33.8		
1872-1875	13.187	350.5	26.5	1871-1880	24
1876-1880	14.004	363.	25.9		
1881-1885	14.186	400.4	28.2	1881-1890	22
1886-1890	14.679	390.2	26.6		
1891-1895	15.796	365.0	23.1	1891-1895	22

I. *Graphique comparatif de la mortalité à Saumur et dans l'ensemble de la France*

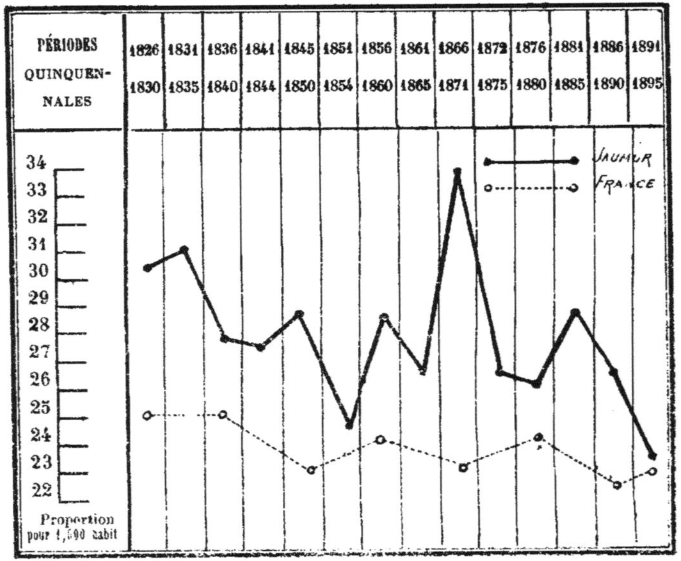

PÉRIODES QUINQUENNALES: 1826-1830, 1831-1835, 1836-1840, 1841-1844, 1845-1850, 1851-1854, 1856-1860, 1861-1865, 1866-1871, 1872-1875, 1876-1880, 1881-1885, 1886-1890, 1891-1895

Proportion pour 1.000 habit: 34, 33, 32, 31, 30, 29, 28, 27, 26, 25, 24, 23, 22

SAUMUR (trait plein) — FRANCE (pointillé)

défaut dans les villes qui ne sont pas encore sorties de la période inconsciente de leur situation démographique et hygiénique.

D'ailleurs avant que de songer à faire intervenir l'action des progrès réalisés dans le domaine de l'hygiène, il convient de toujours porter les yeux sur la marche de la natalité qui est le grand régulateur de la mortalité. Ces deux phénomènes démographiques sont toujours si étroitement associés qu'ils semblent, dans ce cas particulier, fournir l'explication la plus plausible de la diminution des décès que nous observons pour Saumur.

On sait que les enfants, ceux de 0 à 5 ans surtout fournissent avec les vieillards le plus gros appoint à la mortalité. Toute diminution numérique de ce contingent éminemment vulnérable se traduit immédiatement par une atténuation du taux de la mortalité générale.

Si l'on interroge le graphique *E*, page 43, représentant la courbe de la natalité et de la mortalité à Saumur, on voit ces deux valeurs suivre une marche sensiblement parallèle, et on acquiert la preuve que la raison dominante de la diminution de l'obituaire dans cette ville, réside essentiellement dans l'affaissement de la natalité.

La dissociation des deux courbes observée pendant la période de 1866-71 s'explique tout naturellement par l'aggravation subite de la mortalité en 1870 qui a laissé à peu près indifférente la marche de la natalité.

TABLEAU DE LA MORTALITÉ GÉNÉRALE A SAUMUR

Proportions annuelles et décennales pour une période de 10 ans (1887-1896)

Tableau XXIX.

ANNÉES	(DOMICILIÉS A SAUMUR) Répartition des décès dans la population assise						(DOMICILIÉS HORS SAUMUR) Répartition des décès dans la population flottante					MORTALITÉ GÉNÉRALE de la population totale ou de fait	
	Ville	Hôpital et Hospice civil	Maisons de retraite (1)	Garnison	Total des décès	Proportion pour 1 000 habitants	Domiciliés hors Saumur	Voyageurs sans domicile fixe	Militaires étrangers à la garnison	Total des décès	Proportion pour 1,000 habitants	Total des décès	Proportion pour 1,000 habit.
1887	256	90	3	2	351	**24.3**	19	2	1	22	**47.6**	373	**25.4**
1888	264	97	2	4	367	**25.4**	18	1	»	19	**41.1**	386	**26.3**
1889	217	98	8	4	327	**22.6**	13	2	»	15	**32.4**	342	**23.3**
1890	300	90	4	6	400	**27.7**	26	3	»	29	**62.8**	429	**28.5**
1891	284	93	4	2	383	**26.5**	14	3	1	18	**38.8**	401	**27.3**
1892	221	83	4	7	315	**20.2**	14	4	»	18	**38.8**	333	**20.9**
1893	246	80	5	11	342	**21.9**	18	3	»	21	**45.4**	363	**22.7**
1894	250	73	8	6	337	**21.6**	20	7	»	27	**58.4**	364	**24.4**
1895	249	91	5	6	351	**22.5**	12	1	»	13	**28.1**	364	**24.3**
1896	252	67	2	3	324	**20.8**	14	3	1	18	**38.8**	342	**23.0**
Totaux des dix ans..	2.539	862	45	51			168	29	3				
	3.497				3.497		190			190		3.697	
Moyennes décennales..	350					**23.3**	19				**43.2**		**24.6**

RENSEIGNEMENTS SUR CHAQUE POPULATION AUX DIVERS RECENSEMENTS

1° *Population assise ou résidente*

1886 14.187 hab.
1891 15 151 hab.
1896 16.442 hab.

2° *Population flottante ou de passage*

1886 ?
1891 462 hab.
1896 461 hab.

3° *Population totale ou de fait*

1886 14.187 hab.
1891 15.583 hab.
1896 16.903 hab.

(1) Maisons de retraite de Notre-Dame des Ardillers et de la Gueule du Loup.

Mortalité par mois (mort-nés compris)

Période de 1887-1896

Tableau XXX.

ANNÉES	JANVIER	FÉVRIER	MARS	AVRIL	MAI	JUIN	JUILLET	AOUT	SEPTEMBRE	OCTOBRE	NOVEMBRE	DÉCEMBRE	TOTAL
1887	49	33	28	35	31	25	27	25	30	22	25	43	373
1888	34	41	40	34	37	28	29	19	17	48	35	24	386
1889	24	34	28	30	32	25	34	23	27	24	29	32	34[illegible]
1890	56	38	38	30	32	29	28	21	47	34	35	41	429
1891	56	40	56	36	32	20	22	13	25	33	31	37	401
1892	37	34	27	27	33	30	17	32	26	22	28	20	333
1893	38	30	30	37	39	31	27	24	21	23	16	47	363
1894	48	29	31	36	30	37	34	15	23	34	24	23	364
1895	43	47	37	36	33	25	20	29	18	29	18	29	362
1896	36	28	30	23	22	35	29	37	27	30	22	23	342
Total par mois	421	354	345	324	321	285	267	238	261	299	263	319	3.697
Par trimestre		1.120			930			766			881		

Le décompte de la mortalité qui vient d'être présenté représente le chiffre global de tous les décès enregistrés annuellement dans la commune, sans distinction des éléments de la population qui les ont fournis. Il comprend le déchet de la population résidente ou assise (citadins, militaires de la garnison, pensionnaires des hospices et asiles de vieillards) aussi bien que celui de la population flottante ou de passage (personnes domiciliées hors Saumur, voyageurs, individus sans domicile fixe).

Pour l'exactitude du bilan mortuaire, il faut déterminer la part contributive de chacun de ses éléments ; le tableau XXIX a été établi dans ce but [1].

Le total des décès d'étrangers à la commune s'élève à 190 pour l'ensemble des 10 années, soit une moyenne d'environ 19 décès par an.

Le taux de la mortalité de ce groupe est très élevé (43 pour 1,000), mais le fait semble aisément explicable.

L'hôpital de Saumur est en effet désigné pour recevoir des malades de quelques communes voisines (Allonnes, Varennes, Longué, Saint-Cyr-en-Bourg, Saint-Lambert, Vivy), dépourvues de ressources hospitalières suffisantes. Les lits dont il dispose sont de préférence réservés à des cas graves ou spéciaux nécessitant des opérations délicates, exposant à des terminaisons fatales.

De plus il donne accueil à un certain nombre d'individus de passage (chemineaux, ambulants), la plupart pauvres hères arrivant dans un état de misère physiologique très avancé et n'entrant dans cet établissement que pour y mourir.

Ces considérations rendent compte de la haute mortalité qui frappe cette catégorie de personnes.

En défalquant du total des décès normaux de la commune celui des étrangers que la mort a ainsi surpris dans leur séjour

[1] Nous avons limité nos recherches à la dernière période décennale, suffisante d'ailleurs pour l'établissement d'une moyenne applicable à l'ensemble des périodes observées.

temporaire dans la ville, le taux obituaire se trouve ramené pour l'ensemble de la période décennale de 21.6 à 23,3 pour 1,000 habitants. On voit que la mortalité générale ne subit du fait de ces éléments hors commune qu'une majoration, somme toute, assez faible, mais qu'il était utile de faire ressortir pour ne pas leur laisser soupçonner une importance numérique qu'ils n'ont pas.

On constate de même pour le groupe des domiciliés à Saumur que la statistique mortuaire de la garnison est des plus réduites (51 unités) et qu'elle n'apporte au coefficient mortalité qu'une surcharge pour ainsi dire infinitésimale.

Cette proportion de 23 décès pour 1,000 habitants donnerait à Saumur un rang moyen parmi les autres villes de France, mais avant que de se prononcer définitivement sur ce point, il faut pousser plus loin l'analyse et envisager la mortalité par âges.

Mortinatalité.

Les mort-nés représentent la première perte que subit la collectivité humaine dans le maintien de son effectif. C'est donc par eux qu'il faut commencer.

Cette recherche est malheureusement entourée de difficultés résultant de la façon défectueuse de décompter cette catégorie de décès.

En France le sens administratif du mot mort-né diffère de son sens médico-légal. La statistique de l'état-civil enregistre indifféremment sous la même rubrique de « enfants présentés sans vie » les vrais mort-nés, c'est-à-dire ceux qui sont sortis du sein maternel entre le 6e mois et le terme de la grossesse sans avoir vécu, et les faux mort-nés, c'est-à-dire ceux qui ayant survécu à l'accouchement, ayant respiré, sont morts avant la déclaration de naissance. La loi accordant un délai de trois jours francs pour faire cette déclaration, il en résulte que suivant

Mort-nés et enfants morts avant la déclaration de naissance

Mortinatalité à Saumur *(période de 10 ans 1887-1896)*

Tableau **XXXI**.

ANNÉES	RÉPARTITION DES MORTS-NÉS PAR MOIS												Total annuel des mort-nés	RÉPARTITION DES MORT-NÉS						Total des mort-nés	MORTINATALITÉ GÉNÉRALE		MORTINATALITÉ LÉGITIME		MORTINATALITÉ ILLÉGITIME	
														par sexe		par Etat civil		Suivant le lieu du décès								
	Janvier	Février	Mars	Avril	Mai	Juin	Juillet	Août	Septembre	Octobre	Novembre	Décembre		M.	F.	légitime	illégitime	ou domicile de la mère	à l'hôpital		Total des naissances (mort-nés) inclus	Proportion pour 1000 naissances générales	Total des naissances légitimes (mort-nés légitimes inclus)	Proportion pour 1000 naissances légitimes	Mort-nés illégitimes inclus	Proportion pour 1000 naissances illégitimes
1887	2	4	5	2	2	»	2	1	2	»	»	4	24	14	10	20	4	21	3	24	311	**77.17**	275	**72 7**	36	**111.**
1888	»	1	»	4	2	2	1	1	1	2	2	1	17	10	7	16	1	13	4	17	358	**47.48**	307	**52.1**	66	»
1889	1	2	2	2	1	»	2	2	1	5	1	2	21	10	11	19	2	18	3	21	350	**60.00**	313	**60.7**	37	**54.**
1890	4	4	1	3	1	»	1	»	3	1	1	»	19	6	13	18	1	13	6	19	342	**55.55**	312	**57.6**	30	»
1891	1	1	2	.	1	2	1	»	1	2	3	4	18	13	5	17	1	18	»	18	371	**48.51**	330	**51.5**	41	»
1892	3	1	»	»	1	3	1	1	1	2	1	2	16	5	11	12	4	13	3	16	372	**51.37**	263	**45.7**	49	**75.7**
1893	1	1	1	1	5	4	2	2	»	2	2	»	21	13	8	21	»	17	4	21	325	**64.61**	294	**64.6**	»	»
1894	5	1	3	5	1	5	3	»	»	3	»	.	26	17	9	19	7	19	7	26	339	**76.68**	293	**64.8**	46	**152.1**
1895	2	1	1	2	2	2	2	2	1	2	»	6	23	16	7	19	4	20	3	23	316	**72.78**	274	**69.3**	42	**95.2**
1896	1	»	5	2	»	2	2	1	3	3	1	1	21	12	9	21	»	18	3	21	336	**62 50**	301	**62.5**	»	»
	20	16	20	21	16	20	17	10	13	22	11	20	206	116	90	182	24	170	36 [1]	206	3.360		2.962		347	
	206													206		206		206								
Moyennes des 10 ans.													20.6	M. 11,6 F. 9		légit. 18.2 illég. 2.4				20.6	336.	**61.6**	296	**60.1**	34	**97.6**

Nota : 10 mort-nés sont issus de 5 accouchements gémellaires (voir tableau XXV).

[1] Sur les 36 mort-nés observés à l'hôpital on compte 18 illégitimes.

l'empressement que les parents apportent à remplir cette formalité, le chiffre des mort-nés peut être réduit ou augmenté.

Cette confusion, à laquelle certains autres pays comme l'Allemagne, l'Italie, les pays Scandinaves ont su mettre bon ordre, a pour conséquence de fausser, non seulement le taux de la mortinatalité mais encore celui de la mortalité des âges suivants qui peuvent se trouver ainsi exonérés ou surchargés indûment d'une quantité de décès dont l'évaluation est impossible à déterminer.

Sous ces réserves, nous représentons dans le tableau XXXI, le décompte pour 10 années des mort-nés et des enfants morts avant la déclaration de naissance à Saumur. Il s'élève à 206, soit une moyenne annuelle de 20,6 correspondant à une proportion de 61,6 pour 1,000 naissances générales.

En France la moyenne générale des mort-nés est de 44,4 dont 52,5 dans les villes et 38,7 dans les campagnes. Elle atteint 97,4 à Saint-Étienne, 70 à Lyon, 68,3 à Paris.

On doit donc reconnaître que le taux de la mortinatalité à Saumur semble un peu excessif et mérite une certaine attention d'autant plus que si nous analysons chaque année de la série de 1887 à 1896 nous trouvons des proportions véritablement surprenantes (77 en 1887, 76 en 1894, 72 en 1895).

Il est regrettable que la méthode défectueuse qui préside à l'élaboration de ces chiffres laisse planer des doutes sur leur sincérité et il serait très désirable que l'inscription des vrais mort-nés et de leur âge exact soit sévèrement tenue au bureau de l'état-civil pour assurer dans l'avenir le récolement des renseignements statistiques d'une absolue précision, comme l'obtiennent les villes de Paris, de Lyon, de Saint-Étienne.

Les autres remarques qu'éveille l'examen de ce relevé sont d'ailleurs conformes aux observations de même ordre qui se vérifient dans les villes, à savoir :

1° La prépondérance de la mortinatalité des garçons sur celle des filles ;

2° La léthalité plus grande qui frappe les illégitimes dont le taux mortuaire atteint ici 97,6 pour 1,000 au lieu de 60 pour 1.000, observé pour les enfants légitimes. (En France le taux de la mortinatalité dans les villes est de 48,25 pour les enfants légitimes et de 84,1 pour les illégitimes).

Les raisons de cette inégalité ont inspiré, au docteur Lausiés [1], directeur du bureau d'hygiène du Havre les réflexions suivantes

« A première vue il n'y a pas de raison physiologique pour qu'un accouchement ait un résultat plus désastreux selon qu'une femme aura contracté une union avec ou sans sanction légale. Cependant il est des faits d'une importance variable qu'il est bon de rappeler. Ce sont les dangers de la primiparité et de la situation de la fille-mère dans notre société. Pour le premier cas nul n'ignore qu'un premier accouchement expose bien plus que les autres à la production d'un mort-né. C'est ce qui se présente d'ordinaire dans l'illégitimité. En fait, les unions illégitimes n'entraînent guère qu'une naissance car on n'y voit guère que des primipares. Nous n'oublions pas que parfois il se constitue des familles qui pour être irrégulières ne se comportent pas autrement que les autres dans toutes leurs obligations : mais outre qu'elles redoutent de nouvelles progénitures, ces familles ne sont encore que l'exception. Trop souvent on ne rencontre que des filles surprises, plus ou moins abandonnées à elles-mêmes. Celles-ci ne se laissent plus reprendre, soit qu'elles sachent mieux se garder, soit qu'elles aient appris à se mieux préserver. La mortinatalité illégitime est donc alimentée le plus souvent par des primipares qui naturellement courent plus de risques d'avoir un mort-né.

Ces risques sont encore augmentés par ce fait que la gros-

[1] Lausiés. *Démographie du Havre* 1894, page 119.

sesse, hors l'état de mariage, n'est pour ainsi dire jamais entourée des soins nécessaires. Le travail sans répit et mal rémunéré avec l'obligation de dissimuler, le plus longtemps possible, son état, est ordinairement le lot de la fille-mère. Tout en obéissant à des scrupules ou des craintes qui lui font repousser des manœuvres abortives plus ou moins directes, celle-ci se surmène autant qu'elle le peut d'abord pour vivre, puis poussée aussi par une vague espérance de voir disparaître un état qu'elle soupçonne sans pouvoir se résigner à le reconnaître. De telles fatigues morales et physiques sont-elles des conditions favorables pour mener à bien une grossesse? Évidemment non.

Quelle que soit la valeur qu'on voudra bien attacher à ces observations, la mortinatalité illégitime est tellement élevée comparativement à la mortinatalité légitime, que Bertillon père n'hésitait pas à accuser les manœuvres criminelles d'en élever ainsi le taux.

La situation faite aux filles-mères et à leur enfant par la dureté hypocrite de nos mœurs, pensait-il, en est la cause directe. »

Mortalité Infantile

Mortalité des enfants de 0 à 5 ans.

Une ville telle que Saumur qui présente une natalité très réduite ne saurait accorder trop d'attention à l'état de sa mortalité infantile, la faiblesse de son contingent d'enfants vivants devant plus qu'à tout autre lui imposer le savoir et le désir de la conserver aussi intacte que possible.

La détermination précise de cette mortalité spéciale constitue donc un des chapitres les plus intéressants de sa comptabilité humaine.

Pour bien saisir l'importance des chiffres relatifs à Saumur, il est nécessaire de rappeler les causes majeures qui agissent sur le taux des décès du jeune âge.

Avant toutes choses, la mortalité infantile est subordonnée au mouvement de la natalité : les villes comptant un nombre élevé de naissances ont par cela même un fort contingent de décès d'enfants.

Cette corrélation est bien mise en évidence par l'exemple des villes suivantes où l'on voit le coefficient de mortalité infantile s'élever en raison directe du nombre des naissances.

	Natalité pour 1,000 habitants	Mortalité infantile pour 1,000 habitants
Paris	27,04	3,55
Saint-Étienne	28,74	3.91
Reims	29,55	6,76
Marseille	30,70	5,29
Le Havre	33,49	6,56

Inversement une ville où la natalité est faible, doit avoir, toutes autres conditions égales, un quantum de décès infantiles peu élevé.

S'il y a disparité entre ces deux valeurs, on doit alors en chercher la raison dans le développement plus ou moins actif de l'industrie nourricière.

L'influence néfaste de cette alimentation mercenaire que Bertillon a qualifiée à si juste titre de meurtrière est nettement mise en lumière par le groupement que cet auteur a établi entre divers départements de notre territoire.

1er Groupe Départements ayant la moindre mortalité infantile *(Proportion pour 1,000 naissances)*		2e Groupe Départements ayant la plus forte mortalité infantile *(Proportion pour 1,000 habitants)*	
Creuse	87	Aube.	225
Hautes-Pyrénées . .	126	Seine-et-Oise . . .	227
Ariège	131	Basses-Alpes . . .	228
Manche	132	Loiret	230
Indre	136	Marne	234
Basses-Pyrénées . .	138	Ardèche.	238
Vendée	139	Oise	240
Deux-Sèvres . . .	139	Sarthe	240
Vienne	143	Seine-et-Marne . .	247
Haute-Garonne. . .	144	Eure.	258
Maine-et-Loire. . .	148	Yonne	258
		Seine-Inférieure . .	261
		Eure-et-Loir . . .	301

« Le premier groupe comprend les départements où l'industrie nourricière ne s'exerce pas et où on élève le plus d'enfants au sein maternel. On ne saurait objecter que ces départements sont tous plus riches ou plus salubres, car parmi eux figure, même en tête de la liste, la Creuse qui est une région véritablement pauvre et médiocrement salubre.

Dans le deuxième groupe prennent place les départements situés dans le bassin du Rhône, un plus grand nombre dans celui de la Seine, beaucoup situés dans le voisinage des grandes villes, Paris, Lyon, Marseille, tous départements où l'industrie nourricière s'exerce sur une grande échelle. C'est à cette influence et exclusivement à elle, qu'il doivent cette formidable mortalité infantile et non à leurs autres conditions sanitaires qui, pour celles du bassin de la Seine tout au moins, sont excellentes. [1] »

Dans ce classement, le département de Maine-et-Loire figurerait dans un rang intermédiaire avec 148 décès pour 1,000 naissances.

Saumur, on peut l'affirmer, échappe à ces deux principales causes d'aggravation de mortalité du jeune âge.

Son coefficient de natalité déjà connu est des plus faibles.

D'autre part, en raison même de son éloignement des grandes cités populeuses, il n'est pas un centre de placement ni d'élevage pour des nourrissons venus de l'extérieur. Il serait plus vrai d'admettre au contraire qu'il envoie chaque année au dehors un certain nombre d'enfants, dont les décès ne font pas retour à la commune, circonstance de nature à alléger plutôt son bilan mortuaire [2]; sa situation semble donc faire présager une léthalité infantile peu élevée.

[1] Bertillon. Art. France (Démographie). — *Dictionnaire des sciences médicales.*

[2] Le relevé des déclarations enregistrées à la mairie de Saumur concernant les placements d'enfants, établi en conformité de l'application de la loi Roussel, ne fournit que des indications incomplètes pour l'ensemble d'une période décennale. Les comptes rendus des années 1896 et 1897 semblent seuls utilisables pour l'établissement d'une statistique de ce mouvement d'importation et d'exportation des nourrissons.

Années	Enfants nés à Saumur mis en nourrice à l'extérieur	Enfants nés hors de Saumur mis en nourrice à Saumur
1896	9	néant
1897	24	néant

Nombre de décès des enfants du premier âge (de 0 à 5 ans) à Saumur

Pour une période de 10 ans (1887-1896)

Tableau XXXII.

AGES	1887		1888		1889		1890		1891		1892		1893		1894		1895		1896		TOTAL PAR SEXE		TOTAL général des 10 ans
	M.	F.	M.	F.	M.	F.	M.	F.	M.	F.	M.	F.	M.	F.	M.	F.	M.	F.	M.	F.	M.	F.	
De 0 à 4 jours	3	»	»	3	1	»	3	3	2	2	3	1	5	1	4	2	4	5	1	»	26	17	43
De 5 à 9 jours	3	»	1	1	4	1	2	2	3	3	»	1	»	1	»	»	»	3	1	2	14	14	28
De 10 à 14 jours	»	»	»	2	2	»	5	1	3	2	»	1	1	»	1	2	»	»	2	5	14	11	25
De 15 jours à 1 mois	2	6	4	3	1	2	11	5	6	11	4	6	6	7	8	4	3	5	11	7	56	56	112
De 1 a 2 mois	4	1	3	4	6	»	2	1	3	1	2	1	1	2	5	1	»	3	»	»	26	14	40
De 2 à 3 mois	4	4	1	2	1	2	2	»	1	3	3	3	1	3	2	4	2	»	2	»	19	21	40
De 3 à 6 mois	6	3	4	4	3	3	3	3	2	»	7	5	10	2	4	1	3	2	3	10	45	33	78
TOTAL DES DÉCÈS de 0 à 6 mois	22	14	13	19	18	8	28	15	20	22	19	18	24	16	24	14	12	18	20	22	200	166	366
De 6 mois à 1 an	6	8	10	6	6	2	12	7	11	7	12	9	7	9	7	12	9	9	4	9	84	78	162
TOTAL DES DÉCÈS de 0 à 1 an	28	22	23	25	24	10	40	22	31	29	31	27	31	25	31	26	21	27	24	31	284	244	528
De 1 à 2 ans	1	3	6	3	6	4	12	9	4	7	2	2	3	3	3	5	4	2	5	4	46	42	88
De 2 à 3 ans	7	10	4	2	2	4	3	2	1	2	»	1	2	1	3	»	1	1	3	»	26	23	49
De 3 à 4 ans	1	3	5	»	1	»	2	1	»	1	»	2	1	1	1	»	2	»	1	2	14	10	24
De 4 à 5 ans	3	»	1	2	»	»	»	1	»	»	»	»	»	»	»	»	»	»	»	»	4	3	7
TOTAL DES DÉCÈS de 1 à 5 ans	12	16	16	7	9	8	17	13	5	10	2	5	6	5	7	5	7	3	9	6	90	78	168
TOTAL DES DÉCÈS de 0 à 5 ans	40	38	39	32	33	18	57	35	36	39	33	32	37	30	38	31	28	30	33	37	374	322	696
	78		71		51		92		75		65		67		69		58		70		696		

Le tableau XXXII donne la répartition des décès des enfants de 0 à 5 ans pour l'ensemble de la dernière période décennale.

Avant de faire parler ces chiffres il s'agit de s'entendre sur les méthodes de calcul employées pour décompter cette mortalité.

Quatre méthodes d'inégale valeur s'offrent au statisticien, pour l'élaboration de ce taux mortuaire : elles consistent à rechercher le rapport des décès de 0 à 5 ans :

1° Soit avec le chiffre de la population totale (moyenne de deux recensements successifs);

2° Soit avec le chiffre global des décès ;

3° Soit avec le nombre des vivants du groupe d'âge qui a fourni ces décès :

4° Soit avec le total annuel des naissances vivantes.

Les comptes rendus démographiques n'étant pas toujours établis sur une base uniforme, nous avons tenu à donner pour Saumur le résultat fourni par l'emploi de ces diverses manières de décompter, afin de pouvoir, le cas échéant permettre d'utiles rapprochements avec la situation d'autres localités.

Tableau XXXIII.

	MOYENNES DÉCENNALES	COMBIEN A SAUMUR DE DÉCÈS D'ENFANTS			
		de 0 à 1 an	de 1 à 5 ans	Total de 0 à 5 ans — mort-nés exclus	Total de 0 à 5 ans — mort-nés compris
1° pour 1.000 habitants..	15.051	3,46	1,1	4,56	5,92
2° pour 100 décès généraux..........	368,9	14,28	4,54	18,82	24,40
3° pour 100 vivants des âges correspondants.	de 0 à 1 an 186 de 1 à 5 ans 796	28,37	2,1	7,08	»
4° pour 100 naissances vivantes............	315,4	16,74	5,32	22,06	26,84

La méthode de choix consiste à rapporter le nombre des décès à celui des naissances vivantes. C'est donc celle qui servira de base à nos déductions.

Pour chaque année de la dernière période décennale, la proportion est ainsi représentée.

Tableau XXXIV.

ANNÉES	TOTAL DES NAISSANCES vivantes	SUR 100 NAISSANCES VIVANTES COMBIEN DE DÉCÈS D'ENFANTS de 0 à 1 an	de 1 à 5 ans
1887	287	**17.4**	**9.7**
1888	291	**14.**	**6.7**
1889	329	**10.3**	**5.1**
1890	323	**19.1**	**9.2**
1891	353	**17.**	**4.2**
1892	296	**19.6**	**2.3**
1893	304	**18.4**	**3.6**
1894	313	**18.2**	**3.8**
1895	293	**17.4**	**4.7**

MOYENNE DÉCENNALE DES DÉCÈS D'ENFANTS A SAUMUR		
de 0 à 1 an	de 1 à 5 ans	de 0 à 5 ans
16.74	**5.32**	**22.06**

Une première remarque qui frappera le lecteur, c'est l'énorme disproportion existant entre le taux des décès de la première année et celui des âges subséquents. C'est là une règle constante et universellement vérifiée que les chances de mortalité du jeune âge sont d'autant plus grandes qu'on se rapproche davantage de la naissance, à tel point qu'un enfant aux premiers jours de sa vie est aussi menacé dans son existence qu'un vieillard de 80 ans.

On peut se rendre compte de cette loi dans l'examen des chiffres suivants qui donnent, pour Saumur et pour la France entière, le déchet proportionnel des enfants dans le cours des cinq premières années.

AGES	NOMBRE DE DÉCÈS sur 1.000 survivants de chaque âge	
	à Saumur (1887-1896)	en France (1889-1893)
de 0 à 4 jours..........	13,6	19,7
de 5 à 9 jours	9,0	11,1
de 10 à 14 jours.........	8,1	10,6
de 15 jours à 1 mois.....	36,7	21,5
Total (de la naissance à 1 mois)....	65,9	61,6
de 1 mois à 2 mois......	13,6	22,7
de 2 à 3 mois...........	13,8	18,1
de 3 à 6 mois	9,1	11,0
de 6 mois à 1 an........	9,7	7,5
Total (de la naissance à 1 an)..... ...	167,4	169,2
de 1 à 2 ans..	2,8	
de 2 à 3 ans........... .	1,6	
de 3 à 4 ans.	0,8	
de 4 à 5 ans......	0,2	

Mise en regard de celle de l'ensemble du territoire, la mortalité infantile de Saumur ne s'accuse pas défavorable.

La mortalité pour la première année de la vie s'y comporte à peu près de la même façon que pour la France en général.

Elle est plus forte à Saumur qu'en France pendant le premier mois de la vie ou plutôt pendant la deuxième quinzaine du premier mois, où elle est même un peu paradoxale, car elle est plus forte à cet âge que de 5 à 15 jours, de même entre le sixième et le douzième mois.

Au contraire depuis le deuxième jusqu'au douzième mois elle apparaît assez modérée [1].

Mortalité des autres groupes d'âge

Cette mortalité s'apprécie d'ordinaire en calculant le rapport des décès de chaque groupe d'âge au nombre correspondant des vivants qui les ont fournis.

Cette recherche conduit aux résultats suivants :

Sur 1,000 vivants de chaque groupe d'âge il meurt annuellement à Saumur (1887-96)

De 1 à 19 ans	**9,3**
De 20 à 39 ans	**7,9**
De 40 à 59 ans	**18,7**
De 60 et au delà	**86,3**

Si on recherche quelle a été la mortalité correspondante dans les 331 villes de France de 5 à 15,000 habitants on relève les chiffres suivants :

	1892	1893	1894	Moyenne des 3 années
De 1 à 19 ans	9,8	10,4	9,1	**9,8**
De 20 à 39 ans	8,9	9,3	8,8	**9,0**
De 40 à 59 ans	17,9	18,3	17,7	**17,9**
De 60 ans et au delà	84,1	86,5	84,0	**85,8**

[1] Il serait intéressant de comparer Saumur avec le reste du département, mais les documents nous font défaut pour aborder cette recherche.

D'où il ressort que la mortalité à Saumur n'est vraiment favorable que de 20 à 39 ans, période à laquelle elle fournit son contingent obituaire moins élevé que la moyenne des centres urbains d'importance similaire : aux autres âges, le taux de la mortalité se maintient à un niveau moyen.

Pour clore ce chapitre de la mortalité générale, il eût été d'un très grand intérêt de pouvoir établir la répartition des décès suivant les domiciles et suivant les professions, données éminemment utiles pour doser exactement la salubrité relative des divers quartiers de la ville.

Nous avons tenté de combler cette lacune, mais l'impossibilité de pouvoir rapporter les décès survenus à l'hospice à leur véritable adresse, nous a arrêté court dans cette entreprise

Il est regrettable que des omissions dans l'inscription des entrées à l'hôpital viennent ainsi entraver l'établissement de documents précieux par la statistique médicale d'une localité ; mais nous nous empressons d'ajouter que cette irrégularité est aujourd'hui réparée et qu'à l'heure actuelle, l'adoption de meilleures mesures permettra dans l'avenir de recueillir sur ce point des documents complets.

Nombre de Décès par Sexe, Age et État-Civil à Saumur

Pour une période de 10 ans (1887-1890)

Tableau XXXIV.

PETITS GROUPES D'AGES		SEXE MASCULIN					SEXE FÉMININ					TOTAL PAR ÉTAT CIVIL				TOTAL DES DÉCÈS
		Enfants	Célibataires	Mariés	Veufs	Total	Enfants	Célibataires	Mariées	Veuves	Total	Enfants	Célibataires	Mariés	Veufs et Veuves	
	Mort-nés.....	116	»	»	»	116	90	»	»	»	90	206	»	»	»	206
ENFANTS	De 0 à 4 ans.	370	»	»	»	370	319	»	»	»	319	689	»	»	»	689
	De 4 à 15 ans	59	»	»	»	59	72	»	»	»	72	131	»	»	»	131
	De 15 à 18 (G.)	13	»	»	»	13	»	»	»	»	»	13	»	»	»	13
	TOTAL...	558	»	»	»	558	481	»	»	»	481	1059	»	»	»	1059
ADULTES	De 15 à 18 (F.)	»	»	»	»	»	»	29	»	»	29	»	29	»	»	29
	De 18 à 19..	»	17	»	»	17	»	16	7	»	23	»	33	7	»	40
	De 20 à 24..	»	88	3	»	91	»	26	21	»	47	»	114	24	»	138
	De 25 à 29.	»	35	26	1	62	»	24	31	3	58	»	59	57	4	120
	De 30 à 34..	»	22	38	3	63	»	9	34	4	47	»	31	72	7	110
	De 35 à 39..	»	11	52	5	68	»	5	29	3	37	»	16	81	8	105
	De 40 à 44..	»	12	42	7	61	»	4	30	5	39	»	16	72	12	100
	De 45 à 49..	»	12	49	9	70	»	13	41	11	65	»	25	90	20	135
	De 50 à 54..	»	13	56	13	82	»	11	41	26	78	»	24	97	39	160
	De 55 à 59..	»	27	77	16	120	»	13	47	34	94	»	40	124	50	214
	TOTAL...	»	237	343	54	634	»	150	281	86	517	»	387	624	140	1151
VEILLARDS	De 60 à 64..	»	16	83	35	134	»	15	48	50	113	»	31	131	85	247
	De 65 à 69..	»	7	88	58	153	»	27	41	82	150	»	34	129	140	303
	De 70 à 74..	»	10	89	87	186	»	22	35	101	158	»	32	124	188	344
	De 75 à 79..	»	9	41	84	134	»	29	28	134	191	»	38	69	218	325
	De 80 à 84.	»	7	16	60	83	»	16	13	95	124	»	23	29	155	207
	De 85 à 89..	»	1	5	3	9	»	5	1	43	49	»	6	6	46	58
	De 90 à 94.	»	»	»	4	4	»	3	»	14	17	»	3	»	18	21
	De 95 à 99..	»	»	»	»	»	»	»	»	2	2	»	»	»	2	2
	TOTAL...	»	50	322	331	703	»	117	166	521	804	»	167	488	852	1507
TOTAUX.....		558	287	665	385	1895	481	296	447	607	1802	1059	554	1112	992	3697

CHAPITRE III

ÉTAT SANITAIRE

Nous venons de faire l'exposé de la mortalité dans son ensemble.

Le moment est venu d'en approfondir les causes et de déterminer l'action exercée par chaque maladie en particulier.

C'est là une tâche particulièrement ardue et délicate, car pour conduire une semblable enquête avec toute la méthode, toute la sûreté de main désirables, il faudrait pouvoir s'en référer à des documents statistiques bien ordonnés, donnant pour chaque entité morbide, non seulement le chiffre des décès, mais encore et en particulier pour les maladies zymotiques, le chiffre de la morbidité, avec la répartition, la provenance des personnes atteintes.

De ces éléments d'information, le seul qui soit à notre disposition est représenté par la collection des bulletins de statistique sanitaire, établis en exécution de la circulaire ministérielle du 26 mars 1886, simples relevés numériques où les décès sont catégorisés sous une trentaine de rubriques. Cet exposé brut de la mortalité n'éclaire donc qu'un des côtés de la question.

La loi du 30 novembre 1892 qui impose à tout médecin l'obligation de déclarer les cas de maladies contagieuses tombés sous son observation pourrait dans une importante mesure combler les lacunes de cette enquête destinée à l'établissement du dossier sanitaire d'une population. Mais nos confrères civils, obéissant à des scrupules que dans le cas particulier nous déplorons vivement, se maintiennent obstinément retranchés derrière le secret professionnel.

Pour apprécier la portée des diverses maladies régnantes de la localité, nous sommes ainsi amenés à utiliser les renseignements fournis par la statistique de l'hôpital civil et aboutir par une voie détournée à une estimation qui ne peut être nécessairement qu'approximative.

En faisant figurer à côté de ces renseignements, les documents si précis, si instructifs que fournit l'état sanitaire de la garnison, qui n'est d'ordinaire que le reflet de celle de la localité, nous espérons arriver à grouper un faisceau d'informations suffisant pour fixer au moins les gros traits de la pathologie locale qui nous apparaîtraient sans cela comme autant d'énigmes indéchiffrables.

Variole

Relevé des décès par variole à Saumur pour une période de 10 ans (1887-1896)

ANNÉES	RÉPARTITION PAR MOIS												TOTAL	RÉPARTITION SUIVANT LE LIEU DU DÉCÈS			
	Janvier	Février	Mars	Avril	Mai	Juin	Juillet	Août	Septembre	Octobre	Novembre	Décembre		En ville	A l'hôpital civil	Dans la garnison	TOTAL
1887	«	«	«	«	«	«	«	«	«	«	«	»	1	1	—	—	1
1888	«	«	«	«	«	«	«	«	«	«	«	»	26	20	6	—	26
1889	1	—	1	1	1	2	—	—	—	—	—	—	6	—	6	—	—
1890	—	—	—	—	—	—	—	—	—	—	—	—	—	—	—	—	—
1891	—	—	—	—	—	—	—	—	—	—	—	—	—	—	—	—	—
1892	—	—	—	—	—	—	—	—	—	—	—	—	—	—	—	—	—
1893	—	—	—	—	—	—	—	—	—	—	—	—	—	—	—	—	8
1894	—	1	1	1	5	—	—	—	—	—	—	—	8	4	4	—	—
1895	—	—	—	—	—	—	—	—	—	—	—	—	—	—	—	—	—
1896	—	—	—	—	—	—	—	—	—	—	—	—	—	—	—	—	—
													41	25	16	—	41

Le signe » indique absence de renseignements ; le signe — correspond au mot néant.

Dans cette période décennale la variole a causé à Saumur *41 décès*, groupés en deux périodes épidémiques, celles de 1888-1889 et du printemps de 1894.

Mais ce relevé est bien insuffisant pour avoir un aperçu exact de la fréquence des manifestations varioliques dans cette ville. On sait en effet que plus que toute autre maladie infectieuse, la variole affecte dans ces allures une périodicité à long terme. Elle apparaît à des échéances assez régulières, entrecoupées d'intervalles dont la durée est d'environ 6 ou 7 années. La raison de ces retours et de ces disparitions s'explique par l'épuisement assez rapide des sujets réceptifs au moment de chaque bourrasque épidémique ; l'action du fléau se trouve alors suspendue jusqu'à ce que de nouveaux groupes en état d'opportunité morbide aient eu le temps de se reformer : en sorte que son retour est en quelque sorte fatal si l'œuvre de la vaccine n'intervient pas pendant les phases d'accalmie pour éteindre la réceptivité du terrain à mesure qu'elle se prépare.

Il eût donc été utile de pouvoir pousser plus loin l'enquête, mais la statistique des causes de décès ne donne de renseignements qu'à partir de 1887. La seule épidémie importante qui semble avoir laissé ici un souvenir encore précis est celle de 1870-1871. Comme elle a sévi d'une façon générale dans toute la France, elle perd par cela même beaucoup de son intérêt.

Pour suppléer à l'insuffisance de ces documents, nous avons eu recours à la **statistique de l'hôpital civil**, que nous avons parcourue sur un ensemble de dix-huit années, et dont nous donnons ici le résultat.

Relevé des entrées pour Variole *à l'Hospice de Saumur de 1879 à 1896*

ANNÉES	RÉPARTITION DES CAS PAR MOIS													RÉPARTITION DES ATTEINTES PAR AGE								
	Janvier	Février	Mars	Avril	Mai	Juin	Juillet	Août	Septembre	Octobre	Novembre	Décembre	Total	de moins de 1 an	de 1 à 5 ans	de 5 à 9 ans	de 10 à 14 ans	de 15 à 19 ans	de 20 à 39 ans	de 40 à 59 ans	de 60 ans et au-delà	Total
1879	—	—	—	—	—	—	—	—	—	—	—	—	—	—	—	—	—	—	—	—	—	—
1880	—	—	—	—	—	—	—	—	—	—	—	—	—	—	—	—	—	—	—	—	—	—
1881	—	—	—	—	—	—	—	—	—	—	—	—	—	—	—	—	—	—	—	—	—	—
1882	—	—	—	—	—	—	—	—	—	—	—	—	—	—	—	—	—	—	—	—	—	—
1883	—	—	1	—	—	—	—	—	—	—	—	—	1	—	—	—	1	—	—	—	—	1
1884	—	—	—	—	—	—	—	—	—	—	—	—	—	—	—	—	—	—	—	—	—	—
1885	—	—	2	—	—	—	1	—	—	—	—	—	3	—	1	—	—	—	2	—	—	3
1886	4	5	14	8	5	2	2	3	1	1	—	—	45	—	5	7	9	5	12	6	1	45
1887	—	—	—	—	—	—	—	—	1	1	—	—	2	—	—	—	—	—	2	—	—	2
1888	2	3	2	—	8	4	1	5	11	13	15	5	69	—	1	6	4	13	29	12	4	69
1889	7	6	3	6	6	2	—	—	—	—	—	—	30	1	1	3	3	3	12	6	1	30
1890	—	—	—	—	—	—	—	—	—	—	—	—	—	—	—	—	—	—	—	—	—	—
1891	—	—	—	—	—	—	—	2	—	—	—	—	2	—	—	—	—	—	1	1	—	2
1892	—	—	—	—	—	—	1	—	—	—		—	1	—	—	1	—	—	—	—	—	1
1893	—	—	—	—	—	—	—	—	—	—	—	—	—	—	—	—	—	—	—	—	—	—
1894	2	—	2	6	5	10	—	—	—	—	—	—	25	—	—	1	2	4	9	9	—	25
1895	—	—	—	—	—	—	—	—	—	—	—	—	—	—	—	—	—	—	—	—	—	—
1896	—	—	—	—	—	—	—	—	—	—	—	—	—	—	—	—	—	—	—	—	—	—
	15	14	24	20	24	18	5	10	13	15	15	5	173	1	8	18	19	25	67	34	6	178

Nombre de cas traités 178 dont 17 décès. — Mortalité **9**.06 %

Ce relevé ouvre déjà une vue plus étendue : il montre la trace bien évidente de 3 épidémies, dont on peut même apprécier la durée et les phases d'évolution.

Celle de 1888-1889 a été particulièrement longue : elle s'étend sur une année et demie et il y a tout lieu de penser que l'application énergique de mesures appropriées (vaccination et désinfection) aurait pu en réduire singulièrement la durée.

Cette statistique permet encore de supputer approximativement le nombre des atteintes que ces épidémies ont dû occasionner dans l'ensemble de la population. On peut sans exagération admettre que l'hôpital a recueilli environ le tiers des cas et évaluer d'après cela à *plus de 500 le nombre des personnes frappées par la maladie*, ce qui donne pour une mortalité estimée à 1/10e un chiffre d'environ *50 victimes, prélevées en grande majorité sur des enfants ou sur des adultes âgés de moins de 40 ans.*

Au milieu de ces épreuves, *la population militaire* est demeurée indemne, grâce au fonctionnement strict et régulier du service de la vaccine.

Aucun décès variolique n'a été signalé depuis juillet 1871, et on ne compte en ces 18 années que deux atteintes bénignes de varicelle chez deux cavaliers de remonte, l'une en février 1886, l'autre en novembre 1888.

Les recherches sur l'étiologie de ces manifestations épidémiques sont restées infructueuses. Nous donnons ci-dessous, à titre d'indications, la répartition des varioleux traités à l'hôpital selon la profession et le lieu du domicile.

Répartition des varioleux traités à l'hôpital de 1878 à 1896

1° PAR PROFESSION

	Hommes	Femmes	Total
Enfants	15	25	35
Jardiniers, Cultivateurs	5	1	6
Journaliers	14	14	28
Domestiques	1	14	15
Charretiers, Portefaix	2	»	2
Tailleurs de pierre	3	»	3
Chapeletiers	1	19	20
Tailleurs, Couturières	1	12	13
Blanchisseuses	»	8	8
Employés de commerce	6	1	7
Employés des chemins de fer, postes, octroi	3	»	3
Ouvriers divers	10	»	10
Voyageurs, Ambulants	3	1	4
Individus sans profes^on	11	13	14
	75	108	178

2° PAR DOMICILE (Épidémie de 1894 seulement)

Quartiers	Rues		Nombre de cas
NORD (Visitation)	»		néant
EST (Notre-Dame)	Bois-Doré	1	12
	Rue de Fenet	2	
	Rue Saint-Michel	4	
	Rue Notre-Dame	3	
	Rue Hte-St-Pierre	1	
	Petit-Puy	1	
CENTRE (Saint-Pierre)	Grande-Rue	1	1
SUD (Nantilly)	Rue du Pressoir Rue St-Antoine	1	1
OUEST (St-Nicolas)	Rue St-Nicolas		6
	Domicile inconnu		5
	TOTAL		25

Rougeole

Relevé des DÉCÈS *par* ROUGEOLE *à Saumur pendant une période de 10 ans (1887-1896)*

ANNÉES	RÉPARTITION PAR MOIS													RÉPARTITION suivant le lieu du décès				RÉPARTITION SUIVANT L'AGE					
	Janvier	Février	Mars	Avril	Mai	Juin	Juillet	Août	Septembre	Octobre	Novembre	Décembre	TOTAL	En ville	A l'Hôpital civil	Hôp. de garnison	TOTAL	Moins d'un an	1 à 19 ans	20 à 39 ans	40 à 59 ans	60 et au delà	TOTAL
1887	»	»	»	»	»	»	»	»	»	»	»	»	3	3	—	—	3	»	»	»	»	»	»
1888	»	»	»	»	»	»	»	»	»	»	»	»	4	4	—	—	4	»	»	»	»	»	»
1889	—	—	—	—	1	—	—	—	—	—	—	—	1	—	—	1	1	—	—	1	—	—	—
1890	—	—	—	1	—	1	1	1	1	3	5	—	13	13	—	—	13	4	9		—	—	13
1891	—	—	1	—	—	—	—	—		—	—	—	1	1	—	—	1	—	1	—	—	—	1
1892	—	—	—	—	—	—	—	—	—	—	—	—	—	—	—	—	—	—	—	—	—	—	—
1893		—	—	—		—	—	—	—	—	—	—	—	—	—	—	—	—	—	—	—	—	—
1894	—	—	—	—	—	—	1	—	1		—	—	2	2	—	—	2	1	1	—		—	2
1895	—	—	—	—	—	—	—	—	—	—	—	—	—		—	—	—	—	—	—	—	—	—
1896	—	—	—	—	—	1	1	1	—	—	—	—	3	3	—	—	3	3	—	—	—	—	3
													27	26	—	1	27						

Si l'on s'en rapporte à ce tableau, on pourrait penser que la rougeole est peu fréquente à Saumur ou du moins qu'elle y revêt d'ordinaire une forme très bénigne. Nous n'avons aucune preuve directe pouvant infirmer sûrement la valeur de ces chiffres, mais il y a de sérieuses raisons de croire qu'ils ne comprennent pas la totalité des décès imputables à cette affection si universellement répandue en France. La rougeole est en effet bien moins fatale par elle-même que par les complications qu'elle provoque et il est à présumer qu'un certain nombre de décès se dissimulant sous la rubrique de bronchite aiguë, et de broncho-pneumonie, lui sont encore attribuables.

Quoique plus régulière, plus disciplinée dans ses allures que la variole, la rougeole présente également une évolution multiannuelle ne donnant lieu à des épidémies massives que de distance en distance, et ne se traduisant pendant les intervalles d'accalmie que par quelques manifestations isolées.

Il faudrait donc étudier ses méfaits sur une période beaucoup plus longue, mais nous ne pouvons ici tirer aucun parti de la statistique hospitalière ; la rougeole apparaît à tort, il est vrai, aux yeux du public, comme une affection si anodine, et que les enfants doivent fatalement subir qu'il ne vient guère à l'esprit des parents de réclamer en cette circonstance les secours hospitaliers. Aucune entrée pour rougeole ne figure dans les relevés depuis 1879.

Il devient ainsi absolument impossible de donner une évaluation quelconque sur le taux de la mortalité, et sur le nombre, même approximatif, des cas observés en ville.

La Rougeole dans la population militaire :

MORBIDITÉ ET MORTALITÉ

Pendant une période de 17 années (1880-1896)

ANNÉES	RÉPARTITION DES CAS PAR MOIS													DÉCÈS	RÉPARTITION PAR GRADES et catégories			
	Janvier	Février	Mars	Avril	Mai	Juin	Juillet	Août	Septembre	Octobre	Novembre	Décembre	TOTAL DES CAS		Officiers	Élèves-Officiers et Sous-Offs.	CAVALIERS École	CAVALIERS 3e Cie de Remonte
1880	4	1	—	—	—	—	—	—	—	—	—	—	5	—	»	»	3	2
1881	—	—	—	—	—	—	—	—	—	—	—	—	—	—	»	»	»	»
1882	—	—	—	—	—	—	—	—	—	—	—	—	—	—	»	»	»	»
1883	—	—	—	—	—	—	—	—	—	—	—	—	—	—	»	»	»	»
1884	—	—	—	—	—	—	1	—	—	—	—	—	1	—	»	»	1	»
1885	1	—	—	—	—	—	—	—	—	—	—	—	1	—	»	1	»	»
1886	—	—		—	—	—	—	—	—	—	—	—	—	—	»	»	»	»
1887	—	—	—	—	—	—	—	—	—	—	—	1	1	—	»	1	»	»
1888	1	4	4	—	2	1	—	—	—	—	—	—	12	—	»	»	1	8
1889	—	—	—	—	1	—	—	—	—	—	1	—	2	1	1	»	»	1
1890	—	—	—	—	—	—	—	—	—	—	—	—	—	—	»	»	»	»
1891	1	1	1	—	—	—	—	—	—	—	—	—	2	—	»	»	»	3
1892	—	1	—	—	—	—	—	—	—	—	—	1	3	—	»	1	1	»
1893	2	11	—	—	—	—	—	—	—	—	—	—	13	—	1	1	3	8
1894	—	—	—	1	—	—	—	—	—	—	—	—	1	—	»	»	1	»
1895	—	—	—	—	—	—	—	—	—	—	—	—	—	—	»	»	»	»
1896	—	—	—	—	—	—	1	—	—	—	—	—	2	—	»	»	2	»
	9	18	5	1	3	1	2	—	—	—	1	2	43	1	2	4	15	22

Dans une période de 17 ans, la *garnison* n'a eu à subir que *13 atteintes* de rougeole dont une seule a été suivie de décès : c'est dire que ses apparitions ont été rares et légères.

De 1880 à 1887, elle se signale à peine par quelques manifestations discrètes et longuement espacées, quand en décembre 1887 survient un cas, vraisemblablement contracté en ville, qui fournit le premier terme d'une petite série épidémique de 12 autres cas se succédant à assez longs intervalles.

L'année suivante, un cas demeuré isolé est observé chez un sapeur du génie, momentanément détaché à l'École de cavalerie, et qui avait importé la maladie de Versailles. Cet homme succomba en peu de jours, aux suites de complications survenues du côté des organes respiratoires (broncho-pneumonie double et pleurésie purulente).

En 1893 apparaît une nouvelle bouffée épidémique dont le début fut des plus nets. Un élève télégraphiste à son passage à Paris le 14 décembre 1892, est contaminé en allant voir son frère, qui était alors en pleine éruption de rougeole. 11 jours après son arrivée à Saumur il est atteint à son tour. A sa suite, 13 autres cas furent observés en janvier et février, sans qu'on puisse établir entre eux de relation appréciable.

Scarlatine

A en juger par le seul relevé de la mortalité, la scarlatine semble absente de la nosographie de la popul tion saumuroise.

Cependant **la statistique de l'hôpital civil** accuse de loin en loin quelques entrées pour ce motif, et la **garnison** a également présenté quelques cas dont voici le relevé :

Morbidité par Scarlatine *dans la garnison (1879 à 1896)*

Années	Répartition des cas par mois												Total	Décès	Répartition par grades et catégories			
																	Cavaliers	
	Janvier	Février	Mars	Avril	Mai	Juin	Juillet	Août	Septembre	Octobre	Novembre	Décembre			Officiers	Élèves-Officiers et Sous-Offs.	École	5e Cie de Remonte
1879-1888	—		—	—	—	—	—	—	—	—	—	—	—	—	»	»	»	»
1889	—	—	—	—	—	—	—	—	—	1	—	—	1	—	»	»	»	1
1890	—	—	—	—	—	1	1	—	—	—	—	—	2	—	»	»	»	2
1891	—	—	—	—	1	—	—	—	—	—	—	—	1	—	»	»	»	1
1892	—	—	—	—	—	—	—	—	—	—	—	—	—	—	»	»	»	»
1893	—	—	—	—	—	—	—	—	—	—	—	—	—	—	»	»	»	»
1894	—	3	10	3	1	—	—	—	—	—	—	—	17	—	»	»	7	10
1895	—	—	—	—	—	—	—	—	—	—	—	—	—	—	»	»	»	»
1896	—	—	—	2	—	—	—	—	—	—	—	—	2	—	»	»	»	2
	—	—	—	—	—	—	—	—	—	—	—	—	23	—	»	»	7	16

Les cas observés en 1889, 1890, 1891 et 1896 ne sont que des manifestations isolées, éparses, vraisemblablement sans relations entre elles, et dont l'origine n'a pu être relevée.

En 1894, au contraire, la scarlatine s'est constituée en une véritable petite épidémie de 17 cas assez bien groupés et qui doivent être rapportés à la diffusion d'un même contage, quoique la filiation des cas n'ait pu être établie et que le point de départ soit resté absolument mystérieux.

La maladie a d'ailleurs évolué sous la forme la plus bénigne : un seul cas a été marqué par une hyperthermie et des troubles cérébraux d'une certaine gravité.

Oreillons

De même que pour la rougeole, nous manquons de tout élément d'appréciation sur la fréquence des oreillons dans la population civile En raison de l'extrême bénignité habituelle de cette affection, non seulement on n'en trouve aucune trace sur les statistiques mortuaires, mais encore parmi les relevés des entrées à l'hôpital.

La **garnison** seule en a présenté quelques atteintes d'ailleurs aussi rares que légères.

*Relevé des cas d'*OREILLONS *dans la garnison (1879-1896)*

ANNÉES	RÉPARTITION PAR MOIS: Janvier	Février	Mars	Avril	Mai	Juin	Juillet	Août	Septembre	Octobre	Novembre	Décembre	TOTAL	MORTALITÉ — DÉCÈS	RÉPARTITION PAR GRADES et catégories: Officiers	Élèves-Officiers et Sous-Offs.	CAVALIERS: École	3e Cie de Remonte
1879	—	—	—	—	—	—	—	—	—	—	—	—	—	—	»	»	»	»
1880	—	—	—	—	1	6	1	—	—	—	—	—	8	—	»	»	3	5
1881	—	—	—	—	—	—	—	—	—	—	—	—	—	—	»	»	»	»
1882	—	—	—	—	—	—	—	—	—	1	1	1	3	—	2	»	1	»
1883	—	1	—	—	—	—	—	—	—	—	—	—	1	—	»	»	1	»
1884	—	—	—	—	1	—	—	—	—	—	—	—	1	—	»	1	»	»
1885	—	—	—	—	—	—	—	—	—	—	—	—	—	—	»	»	»	»
1886	—	—	—	—	—	—	—	—	—	—	—	—	—	—	»	»	»	»
1887	—	—	—	—	—	—	—	—	—	—	—	—	—	—	»	»	»	»
1888	—	—	—	—	—	—	—	—	—	—	—	—	—	—	»	»	»	»
1889	—	1	—	1	—	—	—	—	—	—	—	—	2	—	»	»	1	1
1890	—	—	—	1	3	—	1	—	—	—	—	—	5	—	»	»	1	4
1891	—	—	—	—	—	—	—	—	—	—	—	—	—	—	»	»	»	»
1892	—	—	—	—	—	—	—	—	—	—	—	—	—	—	»	»	»	»
1893	—	—	—	—	—	—	—	—	—	—	—	—	—	—	»	»	»	»
189	—	—	1	—	—	—	—	—	—	—	—	—	2	—	»	»	1	1
1895	—	3	4	1	1	1	10	1	—	—	—	1	21	—	»	»	9	12
1896	—	1	—	—	—	—	—	—	—	—	—	—	—	—	»	»	1	»
		6	5	3	6	7	12	1	—	1	—	—	44	—	2	1	18	23

On voit que pour l'ensemble de ces 18 années, les oreillons ont fait un certain nombre d'apparitions dans les casernements de l'École, mais la plupart d'entre elles sont limitées à quelques manifestations isolées, et n'ont donné lieu qu'à une seule épidémie un peu marquée (1895).

Cette particularité n'est pas habituelle aux allures de la

maladie qui affecte au contraire une grande tendance d'expansion dans les collectivités militaires et une prédilection toute spéciale pour les jeunes soldats.

L'École de cavalerie ne recevant qu'une proportion très faible de ces derniers et comptant surtout des cavaliers ayant au moins une année de service militaire, on est en droit d'attribuer à ce recrutement spécial les causes de cette diminution de réceptivité.

On a observé plusieurs exemples d'importation de la maladie par des militaires détachés ou incorporés à l'École, et partis de leur garnison alors aux prises avec une épidémie de ce genre. Le fait a été notamment relevé en décembre 1895. Un élève télégraphiste désigné pour suivre un cours à Saumur quitte son régiment où sévissait alors la maladie, et après une période d'incubation de onze jours voit son affection se manifester peu de jours après son arrivée. Cette atteinte devint le point de départ d'une série de vingt autres cas échelonnés sur sept mois de février à juillet 1895.

La marche traînante de cette épidémie laisse à penser que le principe contagieux possède une durée de vitalité plus grande qu'on ne l'admet généralement. Les mesures prophylactiques les plus rigoureuses ont été chaque fois mises en œuvre : isolement des malades dès l'apparition des premiers symptômes, séjour d'un mois à l'hôpital, envoi en permission de quinze jours avant leur réintégration dans le milieu commun ; d'autre part désinfections au sublimé ou à l'eau bouillante des effets, de la literie, des ustensiles d'alimentation (quarts, fourchettes, cuillers).

En dépit de ces mesures, l'épidémie n'en poursuivit pas moins son cours, fournissant une atteinte nouvelle après un répit complet de un mois et plus, en dehors par conséquent des délais qu'il est vraisemblable d'accorder à la période d'incubation.

L'évolution clinique a été des plus simples : l'orchite ourlienne ne s'est montrée que dans une très faible proportion ; aucune autre complication n'a été observée.

Grippe

La grippe, on se demande pour quelle raison, n'est pas mentionnée au répertoire des causes de décès spécialement énoncées dans la statistique urbaine. Pour établir approximativement son bilan annuel nous avons d'abord consulté *le relevé des entrées à l'hôpital civil.*

Comme on peut s'y attendre, ce n'est que depuis l'épidémie de 1889-1890 que cette affection occupe une certaine place dans la morbidité, non pas qu'elle n'eut existé antérieurement, mais parce que l'inquiétant souvenir qu'elle a laissé depuis, ramène sur elle plus volontiers l'attention et même prédispose les médecins à user trop complaisamment de ce diagnostic pour qualifier des états morbides qui, sans ce regain d'actualité, eussent été classés sous d'autres rubriques.

Relevé des entrées pour grippe à l'hôpital civil de 1879 à 1896

Années	Entrées	Décès	Années	Entrées	Décès
1879	1	—	1888	6	—
1880	—	—	1889	3	—
1881	—	—	**1890**	45	—
1882	—	—	**1891**	80	3
1883	—	—	1892	39	—
1884	—	—	1893	42	—
1885	7	—	1894	48	4
1886	—	—	1895	59	6
1887	9	—	1896	30	—

Au total 369 cas et 13 décès

La *statistique militaire* nous apporte d'autre part les renseignements suivants sur l'époque d'apparition et la marche de la grippe en 1889-1890.

C'est vers le 12 ou le 13 décembre qu'apparurent les premiers cas qui furent observés presque simultanément en ville et dans la garnison, mais ce ne fut que vers le 20 que le mot épidémie fut officiellement prononcé. A partir de cette date, la grippe entre franchement dans sa période croissante et se généralise rapidement : le chiffre des malades de toutes catégories monte de 25 à 30, 60, 90, 121, 134 et atteint son maximum, 139, le 10 janvier.

Pendant toute cette première quinzaine, l'épidémie bat son plein ; puis une brusque détente se produit aussi bien dans la population civile que dans l'élément militaire : le chiffre des malades tombe le 12 janvier à 131, puis à 82, 45, 41, 39, 24 et 19. Le 28 janvier on ne signale plus que 3 nouveaux cas, et le 3 février l'épidémie peut être considérée comme terminée dans la garnison, tandis qu'en ville l'état sanitaire, au lieu de se maintenir normal, subit un nouveau retour offensif.

Toutefois, ainsi que le signale le rapport de M. le Médecin chef Yvert, si l'épidémie peut être considérée comme terminée en tant qu'affection nette et bien caractérisée, on continua à observer encore pendant toute la première quinzaine de février un certain nombre d'indisponibilités diverses, névralgies, fièvres, embarras gastriques, présentant à un haut degré le cachet de l'infection régnante.

Du 12 décembre 1889 au 16 février 1890, l'épidémie avait atteint plus de la moitié de la garnison, soit un total de 527 malades dont nous donnons la répartition par grades et catégories.

L'épidémie s'est montrée extrêmement bénigne et n'a pas causé un seul décès. Parmi les hospitalisés 3 malades seulement ont été éprouvés un peu sévèrement par des complications broncho-pneumoniques.

La forme bronchitique a été de beaucoup la plus fréquemment observée.

Depuis cette époque on a relevé quelques autres manifestations grippales dans le cours de la saison froide.

Répartition des atteintes de GRIPPE *en 1889-1890 dans la garnison.*

PAR CATÉGORIE DE MALADES		PAR GRADES ET PAR CATÉGORIES			effectif
à la Chambre.	438	Officiers 106	Officiers du cadre de l'École	7	43
à l'Infirmerie	61		Lieutenants d'Instruction.......	16	67
à l'Hôpital...	28		Officiers Élèves........	76	87
	527		Aides-Vétérinaires stagiaires....	7	25
		Sous-Officiers 135	Élèves Officiers................	84	132
			Sous-Officiers du cadre.........	11	42
		Cavaliers 326	Élèves Maréchaux...	44	64
			Élèves Télégraphistes......	43	72
			Brigadiers et Cavaliers du cadre.	10	53
			Cavaliers de Remonte...... . .	229	511
				527	1116

1894. — Un cas en janvier sans aucune gravité.

— Un en février qui a revêtu rapidement la forme infectieuse la plus grave et a abouti en 8 jours à une issue fatale : les lésions relevées à l'autopsie ont consisté en une broncho-pneumonie double, une pleurésie purulente droite avec abcès pulmonaire du même côté, de multiples abcès de la rate avec péritonite consécutive.

1895. — Malgré la rigueur excessive de l'hiver et des atteintes assez nombreuses en ville, il n'a été relevé que 5 entrées à l'hopital pour grippe (janvier 3, février 2) sans aucun caractère grave.

1896. — Deux cas de grippe de moyenne intensité ont été traités à l'hôpital.

Diphtérie

Relevé des Décès par Diphtérie *à Saumur pendant une période de 10 ans (1887 à 1896)*

ANNÉES	RÉPARTITION PAR MOIS													RÉPARTITION suivant le lieu du décès				RÉPARTITION SUIVANT L'AGE						
	Janvier	Février	Mars	Avril	Mai	Juin	Juillet	Août	Septembre	Octobre	Novembre	Décembre	TOTAL	En ville	A l'Hôpital civil	De la garnison	TOTAL	Moins d'un an	1 à 19 ans	20 à 39 ans	40 à 49 ans	50 à 59 ans	60 et au delà	TOTAL
1887	»	»	»	»	»	»	»	»	»	»	»	»	3	2	1	—	3	»	»	»	»	»	»	»
1888	»	»	»	»	»	»	»	»	»	»	»	»	3	3	—	—	3	»	»	»	»	»	»	»
1889	—	—	—	1	—	—	—	1	—	—	1	—	3	3	—	—	3	1	1	1	—	—	—	3
1890	—	—	1	2	—	—	1	—	2	—	1	—	7	6	—	1	7	—	6	1	—	—	—	7
1891	—	—	—	1	—	—	—	—	—	—	—	—	1	1	—	—	1	—	1	—	—	—	—	1
1892	—	1	—	—	1	—	—	1	—	—	—	—	3	3	—	—	3	—	2	—	—	—	1	3
1893	1	—	—	—	—	1	—	—	1	1	—	—	4	4	—	—	4	—	4	—	—	—	—	4
1894	—	—	—	—	—	—	—	—	—	—	—	—	—	—	—	—	—	—	—	—	—	—	—	—
1895	—	—	—	—	—	—	—	—	—	—	—	—	—	—	—	—	—	—	—	—	—	—	—	—
1896	—	—	—	1	—	—	—	—	—	—	—	—	1	1	—	—	1	—	—	—	—	—	1	1
													25	23	1	1	25							

Le tableau que nous avons sous les yeux laisse à penser que la diphtérie est rare à Saumur.

C'est l'opinion de plusieurs de nos confrères civils qui disent n'observer cette maladie que de loin en loin dans leur clientèle urbaine et même suburbaine.

L'examen de la morbidité diphtérique **à l'hôpital civil** apporte à ce témoignage une nouvelle confirmation. Voici le relevé de 18 années.

Entrées pour diphtérie à l'hôpital de 1879 à 1896

Années	Cas	Décès	Années	Cas	Décès
1879	—	—	1888	2	—
1880	1	1	1889	1	—
1881	—	—	1890	3	—
1882	1	1	1891	1	—
1883	1	—	1892	—	—
1884	—	—	1893	—	—
1885	—	—	1894	—	—
1886	—	—	1895	—	—
1887	1	1	1896	—	—

Au total 11 cas, 3 décès

La statistique militaire n'est pas moins favorable.

En 20 années un seul décès par diphtérie a été constaté dans la garnison : celui d'un aide-vétérinaire stagiaire en avril 1890, qui, logé en ville dans une maison où aucun cas de cette nature n'avait jamais été observé, succomba en huit jours, à une infection généralisée, accompagnée de symptômes ataxo-adynamiques des plus accentués.

Nous serions donc en droit de considérer Saumur comme privilégié sous le rapport de la diphtérie, à l'encontre de tant d'autres villes où cette maladie est signalée comme en voie d'extension croissante, mais les récentes découvertes de la bactériologie nous obligent à garder une prudente réserve. On sait en effet aujourd'hui que bon nombre d'angines pultacées, « d'angines blanches » sont des angines microbiennes, pathogènes dans lesquelles le bacille de Lœffler se retrouve dans une proportion notable. Dans ces conditions, ainsi que le fait observer M. le Médecin-Inspecteur Kelsch : « Le diagnostic de la diphtérie vraie est devenu des plus délicats; il demeure douteux s'il ne s'appuie pas sur l'analyse bactériologique. Cette incertitude qui plane sur tous ces faits trouble singulièrement la statistique de cette affection. Du moment que celle-ci peut se masquer derrière les apparences de l'angine herpétique et même d'une angine simple, elle devra dorénavant pour prendre place dans nos rapports, produire ses certificats d'authenticité, c'est-à-dire justifier de son essence par l'examen bactériologique [1]. »

L'étroite parenté qui unit ces angines pultacées, avec la diphtérie classique, a fait l'objet d'une relation très intéressante de notre confrère M. le docteur Renou [2] qui a eu l'occasion de suivre le développement successif de ces deux affections sur le territoire même de Saumur de 1872 à 1884. Nous lui laissons ici la parole.

« En 1872, après s'être étendue de proche en proche aux départements de Loir-et-Cher et d'Indre-et-Loire, la diphtérie fait son apparition à la pointe Nord-Est de l'arrondissement de Saumur. Pendant deux ans elle se cantonne dans les deux villages importants de Gizeux et de Contivoir, situés sur les confins Nord-Est du département de Maine-et-Loire : elle y établit une sorte de quartier général, s'y montrant sous la forme la plus toxique, et se limitant à un faible rayon Puis la diphtérie toujours toxique, toujours « noire » procédant toujours par intervalles plus ou moins longs, descend la vallée d'une petite rivière, le Doigt, suivant le courant atmosphérique habituel au pays, épargnant la petite ville de Bourgueil, protégée par sa situation topographique.

[1] Kelsch. *Rapport général sur les épidémies en 1893.*

[2] Renou. *La diphtérie, son traitement antiseptique.*

En 1875-1876 elle est à Ingrandes, en 1876-1877 à Saint-Patrice, la Chapelle et Port-Boulet en 1877-1878. Elle descend alors sur la rive droite de la Loire le long de sa vallée, en 1878 elle est à Chouzé et à Saint-Nicolas, décrivant ainsi un trajet à vol d'oiseau de 5 à 6 lieues en 6 ans.

En 1879-1880, elle atteint la banlieue de Saumur, Villebernier, Allonnes, Vivy, mais à partir de là elle change de caractère. La diphtérie noire toxique s'arrête, les fausses membranes prennent la forme blanche, blanc grisâtre. Et c'est sous ce nouvel aspect qu'elle parcourt ses dernières étapes, comprenant Saumur et ses environs immédiats sur une bande territoriale, circulaire de 4 à 5 lieues. On ne saurait mieux comparer la marche de cet envahissement épidémique qu'à celle d'une lourde nuée microbienne, lentement poussée par le vent, plus compacte au centre, plus légère à ses bords, donnant assez exactement idée de ses modifications d'intensité virulente : une zone toxique à diphtérie noire ou gangréneuse ; une zone atténuée à virulence moyenne et bénigne, à diphtérie blanche. »

Fièvre Typhoïde

Relevé des décès par fièvre typhoïde à Saumur et proportions annuelles

Période de 10 ans (1887-1896)

ANNÉES	RÉPARTITION PAR MOIS													RÉPARTITION SUIVANT L'AGE					LIEU DU DÉCÈS			PROPORTIONS		
	Janvier	Février	Mars	Avril	Mai	Juin	Juillet	Août	Septembre	Octobre	Novembre	Décembre	TOTAL	Moins de 1 an	1 à 19	20 à 39	40 à 59	60 ans et au delà	Ville	Hôpital	Garnison	pour 1.000 civils	pour 1.000 militaires	Pour 1.000 habit. des deux catégories
1887	«	«	«	«	«	«	«	«	«	«	«	«	5	«	«	«	«	«	1	1	—	0.38	—	0.34
1888	«	«	«	«	«	«	«	«	«	«	«	«	7	«	«	«	«	«	1	4	2	0.38	1.59	0.48
1889	1	1	1	2	—	—	—	1	1	—	2	—	12	—	6	3	1	2	6	5	1	0.84	0.76	0.89
1890	—	—	—	—	—	1	—	—	—	1	1	2	5	—	1	3	—	1	3	2		0.38	—	0.34
1891	—	—	1	1	—	—	—	—	—	1	—	—	3	—	—	1	1	1		3	—	0.23	—	0.20
1892	—	—	—	—	—	—	1	—	—	—	1	—	2	—	—	2	—	—	—	2	—	0.14	—	0.12
1893	—	—	—	—	—	—	3	2	—	—	—	11	16	—	5	10	—	1	6	3	7	0.63	5.71	1.04
1894	1	2	—	1	1	—	—	1	—	1	—	—	7	—	1	2	3	1	1	5	1	0.42	0.83	0.45
1895	—	—	—	—	—	1	1	1	2	—	1	2	8	—	—	6	—	2	3	3	2	0.42	1.65	0.51
1896	1	—	—	—	—	—	—	1	1	—	—	—	7	—	1	5	—	1	2	5	—	0.49	—	0.45
													72						26	33	13			
																			59					

RENSEIGNEMENTS FOURNIS PAR LES RECENSEMENTS		PROPORTION DES DÉCÈS TYPHOIDIQUES	
Population civile, de 1887 à 1891.	13.069 hab.	Moyenne des 10 ans, pour 1.000 habit. (ville)..	0.43
Population civile, de 1892 à 1896.	14.173 hab.	Moyenne des 10 ans, pour 1.000 hom. (garnison)	1.05
Population militaire (effectif moyen)	1.234 hom.	Moyenne des 10 ans, pour 1.000 indivi. des 2 catégories	0.48

Ce tableau reproduit le relevé des décès causés par la fièvre typhoïde à Saumur pendant la dernière période décennale.

Nous avons écarté du total les décès survenus hors commune, c'est-à-dire ceux qui se rapportent à des personnes décédées en ville mais n'y étant pas domiciliées.

Si nous défalquons, d'autre part, les 13 décès observés dans la garnison, nous voyons que le chiffre obituaire strictement imputable à la population civile résidente est de 59 morts en 10 ans, correspondant à un taux mortuaire annuel de 0,43 décès par 1,000 habitants.

Pour donner à ce rapport quelque valeur, il est nécessaire de le comparer à la mortalité typhoïde de quelques autres localités.

Décès par fièvre typhoïde, proportion pour 1,000 habitants

Nancy	0,79	Saint-Étienne	0,26
Rouen	0,67	Amiens	0,23
Marseille	0,55	Roubaix	0,22
Reims	0,54	Nice	0,21
Saumur	0,43	Toulouse	0,20
Nantes	0,32	Lille	0,17
Bordeaux	0,30	Lyon	0,17

On ne peut objecter que cette proportion de 0,43 décès pour 1,000 habitants qui, comme on le voit, donne à Saumur un classement assez désavantageux, est la résultante de quelque épidémie massive qui serait venue grossir à un moment donné le taux mortuaire d'une façon transitoire et tout à fait insolite.

Qu'on parcoure le total année par année, on se rendra aisément compte que cette moyenne générale est bien l'expression du tribut que cette maladie prélève, bon an mal an, sur la population.

La période que nous envisageons a été normale : elle n'est traversée que par une explosion épidémique bien nette, celle de l'hiver 1893 et comme nous aurons l'occasion de le voir, c'est la garnison qui en a fait les principaux frais.

L'examen comparatif des moyennes annuelles entre elles, la répartition mensuelle des décès conduisent déjà à soupçonner que la fièvre thyphoïde à Saumur y présente le caractère d'une endémie soutenue sans exacerbations saisonnières bien manifestes sans poussées épidémiques mémorables et c'est une des raisons pour lesquelles elle semble aux yeux du public et même de certaines personnalités médicales, occuper une place très effacée dans le cadre nosographique local.

Le dénombrement **des entrées à l'hôpital civil** par fièvre typhoïde, parcouru sur un ensemble de 18 années, apporte à cette question de nouveaux éclaircissements.

Mouvement des Entrées et des Décès à l'hospice de Saumur de 1879 à 1896

ANNÉES	RÉPARTITION DES ENTRÉES PAR MOIS: Janvier	Février	Mars	Avril	Mai	Juin	Juillet	Août	Septembre	Octobre	Novembre	Décembre	TOTAL DES ENTRÉES	RÉPARTITION PAR AGES: de 1 à 5 ans	5 à 19 ans	20 à 39 ans	40 à 59 ans	60 et au delà	TOTAL	MORTALITÉ DÉCÈS	ÉTRANGERS A LA COMMUNE
1879	2	2	1	2	2	—	—	—	2	2	3	—	16	—	5	7	2	2	16	5	—
1880	—	—	—	2	2	—	2	4	3	4	3	—	20	1	4	13	1	1	20	4	1
1881	4	—	1	9	3	—	2	2	1	2	2	2	28	1	11	12	2	2	28	8	4
1882	—	6	5	8	5	3	—	4	5	4	4	13	57	—	20	27	8	2	57	9	1
1883	3	7	6	6	4	2	8	11	4	1	2	5	59	—	20	31	8	1	59	6	2
1884	3	2	—	—	5	2	2	4	2	1	2	2	25	—	12	10	3	—	25	2	1
1885	—	—	2	—	1	1	3	3	—	3	1	1	15	—	2	9	2	2	15	1	—
1886	3	5	3	—	2	—	5	3	1	1	4	—	27	1	10	13	3	—	27	2	3
1887	1	—	—	1	3	5	4	2	—	3	—	—	19	—	8	9	2	—	19	1	2
1888	4	—	—	3	3	—	2	1	4	1	2	1	21	—	7	12	2	—	21	4	1
1889	2	2	1	3	1	—	2	4	4	2	2	1	24	—	10	9	3	2	24	5	5
1890	1	—	1	—	1	1	1	8	1	4	6	4	28	—	8	15	4	1	28	2	—
1891	2	1	7	4	—	1	1	1	2	1	2	—	22	—	11	5	5	1	22	3	—
1892	1	—	—	—	1	1	1	—	2	1	1	1	9	—	2	3	2	2	9	2	2
1893	—	—	—	—	—	—	—	—	—	3	2	12	17	—	5	9	2	1	17	3	3
1894	3	4	—	2	3	1	1	2	—	1	—	—	17	—	7	6	3	1	17	5	1
1895	—	1	1	—	—	—	—	1	2	1	3	4	13	—	2	6	4	1	13	3	1
1896	2	4	2	—	1	—	1	1	—	—	—	1	12	—	4	6	1	1	12	5	5
TOTAL	31	34	30	40	37	17	35	51	33	35	39	47	429	3	147	202	57	20	429	70	32
par Trimestre..	96			94			119			121				150		259		20			

Total des cas traités 397, dont 30 décès. — Mortalité **7.55 0/0**
Moyenne annuelle : des entrées 24, des décès 1.86

Ce qui frappe dans l'examen de ce relevé, ce n'est pas la densité des atteintes, mais leur échelonnement sur les divers mois de l'année : il n'y a pas de périodes d'acmé bien notables, mais il n'y a pas non plus d'accalmie véritable.

Le décompte annuel peut varier d'importance dans d'assez larges limites, mais chaque année amène son contingent de malades et de morts, et la situation s'établit en fin de compte par une moyenne assez constante de 25 cas par an, donnant lieu à une mortalité de 7,55 décès par 100 atteintes.

Nous n'avons malheureusement pas d'autre base que ce document pour supputer approximativement le taux de la morbidité urbaine En admettant, ce qui est vraisemblable, que l'hôpital ne reçoive qu'un tiers des typhoïdiques de la ville, on peut évaluer à 70 ou 80 le nombre annuel des atteintes sur la population urbaine.

La présomption d'un état typhogène endémique dans la ville de Saumur n'offre d'ailleurs rien de surprenant, pour peu qu'on analyse un peu attentivement la situation hygiénique du milieu. On trouvera cette situation exposée dans ses principaux détails au chapitre suivant. Nous nous bornerons à rappeler ici que les chances de conservation et de propagation de l'agent morbigène se trouvent réalisées un peu partout.

Il n'est besoin que de rappeler la nature du sol alluvionnaire sur lequel est bâtie la majeure partie de la ville, les submersions si fréquentes auxquelles il est exposé, le nombre considérable de puits, de fosses d'aisances, de puisards creusés dans ce terrain, le mode de construction de ces réservoirs avec des pierres de tuffau aussi perméables que le terrain lui-même, dépourvus de tout revêtement de ciment, par conséquent hors d'état d'opposer le moindre rempart à la diffusion des germes putrides ou pathogènes.

Cette situation nous fait penser que la relation de la fièvre typhoïde avec la souillure des eaux de puits doit être un fait communément observé à Saumur.

Parmi les observations qu'ont bien voulu nous communiquer sur ce point les médecins de la ville, nous en citerons deux qui sont particulièrement suggestives.

En 1885, un jeune homme atteint de fièvre typhoïde à son début vient de Nantes dans sa famille, domiciliée à Saumur, rue du Pavillon. Ses déjections, sans désinfection préalable, sont vidées sur un fumier dans la cour, distant d'une quinzaine de mètres d'un puits alimentant un certain nombre de ménages. Des pluies survinrent qui favorisèrent les infiltrations. Une petite épidémie de maison se constitua à laquelle prirent part non seulement une dizaine de personnes qui consommaient de l'eau de ce puits, mais encore une dame propriétaire de l'immeuble qui demeurait à une autre extrémité de la ville et qui, trouvant l'eau du puits de la rue du Pavillon excellente, envoyait chaque jour y puiser son eau de table.

En 1893, un cas de fièvre typhoïde se manifeste dans un des immeubles avoisinant le collège communal, et devient le point de départ d'une série de 30 autres cas dont 10 décès. L'épidémie suit une marche remarquable : elle frappe exclusivement le côté droit des rues, Grande-Rue, Haute-Saint-Pierre et de Fenet, c'est-à-dire les maisons appuyées au contrefort que domine le château, en s'étendant jusqu'à une coupure de terrain qui dans la rue de Fenet est marquée par un intervalle d'une trentaine de mètres dépourvu de toute habitation à droite. Sur le côté opposé de la rue, on n'observe qu'une seule atteinte dans une maison située au carrefour Dacier. Comment expliquer cette préservation des immeubles situés au côté gauche d'une chaussée cependant étroite, alors qu'il existait de part et d'autre une égale infériorité des conditions hygiéniques. Il est vraisemblable d'admettre que cette singulière limitation de l'épidémie doit être rapportée à ce fait que sur le côté droit la plupart des ménages possèdent un puits ou une citerne qui vient s'abreuver aux infiltrations du coteau, tandis que les habitants du côté opposé, dépourvus de cette ressource, sont obligés de recourir aux bornes-fontaines alimentées en eau de Loire.

On ne peut pas attribuer une immunité permanente à l'eau de

Loire, mais il est bien certain qu'elle est d'un emploi plus recommandable que l'eau des puits qui se trouve, dans la majorité des cas, exposée à une contamination presque fatale.

En dehors de cette consommation que la prudence recommande de proscrire, il faut encore compter à Saumur avec un autre mode de contamination hydrique qui dérive de la précédente. C'est celle qui peut se produire par l'usage des boissons gazeuses artificielles, telles que la limonade, l'eau de Seltz, d'un emploi journalier en été et qui sont généralement fabriquées avec de l'eau de puits pour des raisons de commodité et d'économie faciles à comprendre, mais plus difficiles à admettre.

La fièvre typhoïde dans la population militaire

Morbidité et Mortalité pendant une période de 17 années (1879-1896)

ANNÉES	RÉPARTITION PAR MOIS													MORTALITÉ	GRADES et catégories				
	Janvier	Février	Mars	Avril	Mai	Juin	Juillet	Août	Septembre	Octobre	Novembre	Décembre	TOTAL	TOTAL DES DÉCÈS	Officiers	Élèves Officiers et Sous-Offs.	CAVALIERS École	CAVALIERS 3e Cie de Remonte	TOTAL
1879	3	2	—	—	—	—	—	—	—	—	—	1	6	1	1	1	2	2	6
1880	—	—	—	—	—	—	1	2	—	2	3	—	8	—	—	1	1	6	8
1881	—	—	5	3	1	—	—	—	1	—	—	—	10	1	1	3	5	1	10
1882	—	5	—	—	1	1	—	2	—	1	3	1	14	—	2	1	5	6	14
1883	3	3	1	1	—	—	—	—	—	—	—	—	8	1	1	—	3	4	8
1884	—	—	—	—	—	—	—	—	—	—	—	—	—	—	—	—	—	—	—
1885	—	—	1	—	1	—	1	1	—	1	1	—	6	—	1	1	1	1	6
1886	—	—	1	—	—	—	—	—	—	2	1	—	4	1	—	—	2	2	4
1887	—	—	1	—	—	—	—	1	—	—	—	3	5	—	—	1	2	2	5
1888	2	—	—	1	—	—	—	—	1	1	—	2	7	2	1	—	5	1	7
1889	4	2	3	—	—	—	—	—	—	—	—	3	12	1	—	—	6	6	12
1890	—	1	—	—	—	—	—	—	—	—	—	—	1	—	—	—	—	1	1
1891	—	—	—	—	—	—	—	—	—	—	—	—	—	—	—	—	—	—	—
1892	—	—	—	—	—	—	—	—	—	—	—	—	—	—	—	—	—	—	—
1893	—	—	—	—	—	—	1	—	—	—	28	23	52	7	2	—	10	40	52
1894	1	—	—	—	—	—	—	—	—	—	—	—	1	1	—	—	1	—	1
1895	—	—	—	—	—	—	1	—	—	—	2	—	3	2	—	—	1	2	3
1896	—	—	—	—	—	—	—	—	—	—	—	—	—	—	—	—	—	—	—
	14	13	12	5	3	1	4	6	2	7	38	32	137	17	9	8	44	74	137

Effectif moyen : 1.234 hommes — Morbidité % **11**,1 — Mortalité % **1**,37

Le tableau récapitulatif que nous avons sous les yeux offre des oppositions bien saisissantes.

Dans sa première partie, comprenant la période 1879 à 1889, on y retrouve les mêmes traits que dans les relevés de la statistique hospitalière, à l'importance des chiffres près. On y observe le même échelonnement des atteintes sur les divers mois de l'année, la même dispersion des cas en manifestations isolées, témoignant de l'action de la même influence endémique s'exerçant conjointement sur les deux groupes de la collectivité urbaine.

A partir de 1890, la situation se transforme brusquement Les manifestations sporadiques deviennent extrêmement rares. Une épidémie massive répartie sur deux mois, occupe presque exclusivement les cadres de ces sept dernières années qui, sans elle, fourniraient un bilan à peu près négatif.

Il est impossible de ne pas attribuer cette amélioration si marquée aux perfectionnements apportés d'année en année à l'hygiène du casernement (amenée de l'eau de Loire, suppression progressive des puits, substitution des tinettes mobiles aux fosses fixes, canalisation d'égouts, etc.).

Quant à l'épidémie de 1893, qui est venue d'une façon si malencontreuse interrompre le cours d'une série si favorable, nous lui devons une mention particulière, d'autant que cet événement semble *a priori* faire suspecter l'efficacité des mesures auxquelles nous venons d'attribuer une si heureuse influence, et mettre ainsi cette appréciation en contradiction avec les faits.

Epidémie de 1893. — Cette épidémie occupe dans les annales médicales de la garnison une page des plus intéressantes non seulement en raison de la soudaineté de son apparition, de l'excessive sévérité de ses atteintes, mais encore des particularités de son étiologie, qui contient pour l'avenir un salutaire avertissement pour la sécurité de la population tout entière.

Depuis le début de l'année 1893 jusqu'au 18 novembre, date de l'agression épidémique, l'état sanitaire s'était maintenu dans des conditions satisfaisantes, sinon parfaites. Un seul cas de fièvre typhoïde très grave, suivi de décès par association streptococcique avait été signalé le 31 juillet. Ce cas demeurait absolument isolé comme il advenait des quelques autres manifestations typhoïdiques, survenues de loin en loin, au milieu de la période accalmique dont jouissait la garnison depuis plus de 3 ans. Il n'offre donc aucune valeur comme indice promonitoire de la tourmente qui devait se produire trois mois et demi plus tard.

Convient-il d'accorder plus d'importance à quelques cas de dysenterie observés dans le courant des mois d'août et septembre sur quelques cavaliers de l'École ? Nous ne le pensons pas. Cette infection passagère qui s'est exercée entre le commencement du mois d'août et le 10 septembre et qui a totalement cessé à cette date, a des rapports encore trop lointains avec l'épidémie dont il s'agit. D'ailleurs cette dysenterie s'était déjà montrée l'année précédente à pareille époque sous une forme beaucoup plus sévère et sans avoir préludé à aucune autre manifestation morbide consécutive. Ce retour épidémique semble plutôt avoir une étroite affinité avec l'état des conditions météorologiques qui en 1892 comme en 1893 ont été marquées par une période de chaleurs excessives et prolongées.

Hormis les incidents que nous venons de signaler, l'état sanitaire s'est maintenu bon, et pendant tout le mois d'octobre il s'était montré particulièrement favorable : on n'y relève qu'une seule entrée à l'hôpital, relative à un cavalier de remonte, atteint d'un empoisonnement accidentel provoqué par l'ingestion de graines fraîches de ricin.

Telle était donc la situation nosographique de la garnison au moment où elle fut surprise par l'épidémie.

Pour achever de dépeindre les conditions de résistance que pouvait offrir à ce moment, le milieu organique sur lequel la maladie allait exercer ses atteintes, nous ajouterons que rien dans l'habitat, le travail journalier, le régime alimentaire de la troupe ne pouvait être relevé qui fût de nature à figurer dans le dossier des causes efficientes ou simplement adjuvantes.

En ce qui concerne les milieux extérieurs nous devons une importante mention à l'état des conditions atmosphériques et à la tenue des cours d'eau dans la période antérieure à l'épidémie.

L'été de 1893 compte parmi les plus chauds et les plus longs qui aient été observés dans la région : la sécheresse y fut extrême, et depuis 1858 on n'avait pas vu la Loire atteindre d'aussi bas étiages.

Le graphique ci-après montre que la période des basses eaux s'étend sur près de quatre mois (juin-octobre) et que le niveau de l'étiage s'est, pendant toute cette durée, maintenu au-dessous de $0^{m},50$.

Du 10 août au 25 septembre le lit du fleuve fut presque complètement à sec, l'eau n'affleurant même plus le zéro de l'échelle.

Pour assurer l'alimentation du réservoir du château, formant alors l'unique dispensateur d'eau municipale, on dut effectuer quelques dragages autour de la prise d'eau, pour la dégager des amas de sable qui menaçaient de tarir la nappe de puisage et maintenir un chenal d'accès jusqu'au lieu de prélèvement.

Cette période critique dura jusqu'au 10 octobre, date à laquelle quelques pluies survinrent qui grossirent subitement la Loire et le Thouet, au point que ce dernier submergea les prairies riveraines et donna lieu, quelques jours après, à des effluves marécageuses d'autant plus actives que la chaleur continuait à se faire sentir.

C'est après cette période de crue subite, dans les premiers jours de novembre que l'état sanitaire s'assombrit brusquement.

Relevé des Étiages de la Loire du 1er Juin au 30 Novembre 1893

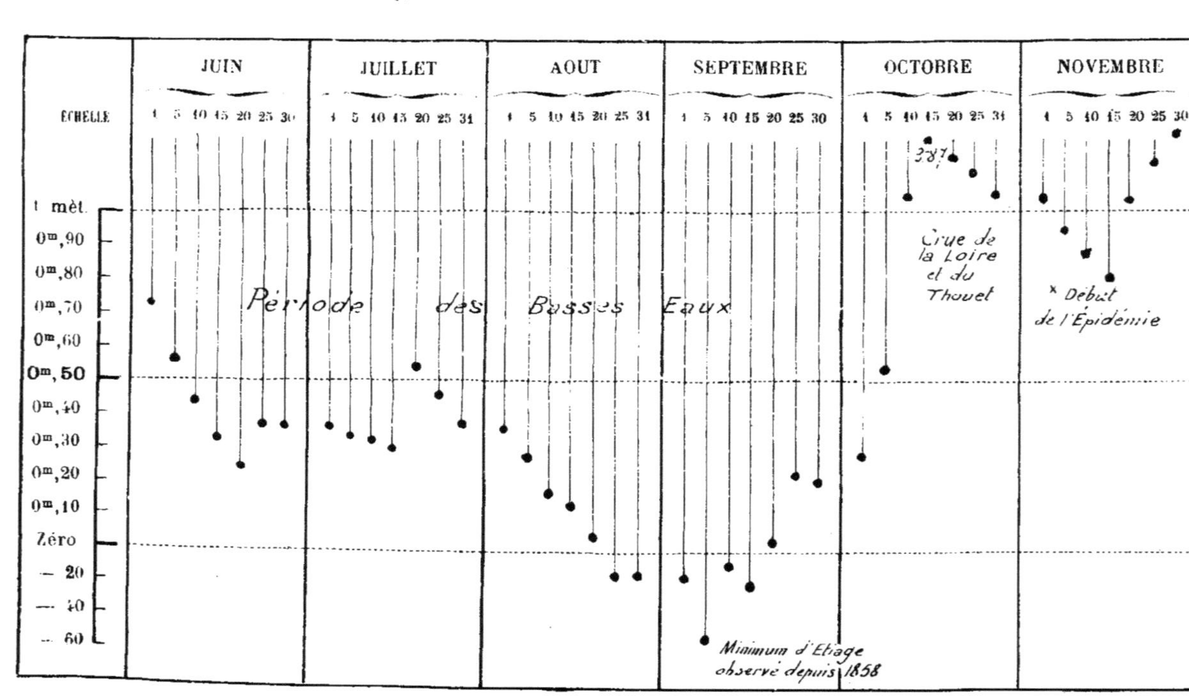

Du 3 au 18 novembre, on compte presque chaque jour une entrée à l'hôpital.

Ces premiers malades présentent tous les symptômes classiques de l'infection tellurique, l'un d'eux même accuse les caractères les plus nets d'un accès pernicieux. Ce diagnostic semblait s'imposer avec d'autant plus de poids que les circonstances extérieures lui donnaient une assez grande vraisemblance. Mais l'arrivée de nouveaux malades offrant les signes les plus nets de la dothiénentérie, mit rapidement sur la voie de la véritable nature de l'épidémie. A partir du 19 novembre, les admissions se multiplient : 10 du 19 au 25, 17 du 26 au 20. A ce moment les cas se succèdent moins nombreux, mais toujours rapprochés, dans le groupement suivant de 5 en 5 jours : 12 du 1er au 10 décembre, 10 du 10 au 20 et la série se clôture par 1 cas le 24 décembre et 1 dernier cas le 5 janvier.

L'épidémie cesse aussi brusquement qu'elle avait débuté après avoir causé 52 atteintes et 7 décès en 2 mois.

Ces 52 cas se répartissent ainsi par catégorie et par emploi :

Pour l'École

1 Lieutenant d'artillerie
1 Sous-lieutenant de cavalerie
7 Élèves maréchaux
2 Cavaliers-ordonnances
1 ouvrier sellier

Total 12 cas dont 1 décès

Pour la 5e Compagnie de Remonte

2 Ordonnances (logés en ville)
11 Arçonniers
4 Fourgonniers
22 Cavaliers employés au manège
1 Cuisinier

Total 40 cas dont 6 décès

Causes de l'épidémie. — Les détails déjà exposés permettent de circonscrire de suite le débat sur la genèse de cette épidémie qu'aucun lien ne semble rattacher à une cause localisée dans l'enceinte des bâtiments militaires.

La soudaineté de son apparition, la rapidité de son extension, l'extrême virulence de ses atteintes sont des caractères qui éveillent aussitôt l'idée d'une infection d'origine hydrique et conduisent nécessairement à suspecter l'eau d'alimentation, c'est-à-dire, dans le cas particulier, l'eau de Loire, quoique cette eau, réputée bonne jusqu'alors, n'eût donné lieu pendant nombre d'années, à aucune suspicion.

Cette hypothèse était d'autant plus admissible que l'on observait au même moment en ville une recrudescence de l'endémie typhoïdique et que plusieurs de nos confrères civils constataient, non sans surprise, des atteintes parmi des personnes consommant exclusivement de l'eau de Loire.

Sur l'ordre de M. le Directeur du Service de santé du 9e corps d'armée, un prélèvement fut fait le 30 novembre à un des robinets de prise de la canalisation, et soumis à l'analyse bactériologique du laboratoire du Val-de-Grâce. Les conclusions furent ainsi libellées :

« Cet échantillon contient 1,456 germes aérobies par centi-
« mètre cube, chiffre inférieur à la réalité, car la numération
« des germes a été interrompue le quatrième jour par la liqué-
« faction de la gélatine. Ces germes appartiennent surtout aux
« espèces liquéfiantes et putrides : les cultures dégagent une
« odeur légèrement ammoniacale. Le bacille typhique et le coli-
« bacille n'ont pas été rencontrés. En résumé, eau très
« médiocre. »

Cette analyse rapprochée des témoignages ci-dessus semble devoir lever tous les doutes sur la cause originelle de l'épidémie. On n'y a pas constaté, il est vrai, la présence du corps principal du délit, le principe pathogène, bacille d'Eberth et même coli-bacille. Mais on n'est pas en droit de conclure qu'il ne s'y trouvait pas en réalité, sa détermination ayant pu être entravée par la multiplication rapide des germes putrides qui ont rendu sa culture et son isolement impossibles. Il se pourrait encore que l'échantillon, recueilli le 30, c'est-à-dire 10 jours après le début de l'épidémie ait été prélevé trop tardivement pour surprendre la présence de ce micro-organisme dont on connaît la vitalité éphémère dans ce milieu.

D'ailleurs la constatation de ces organismes putrides dans une eau d'alimentation n'aurait-elle pas, par elle seule, une valeur suffisante pour l'interprétation des faits. Leur présence est l'indice de la contamination de l'eau par des matières excrémentielles, en décomposition, et on sait comment les souillures même banales, c'est-à-dire non spécifiques, peuvent contribuer à l'évolution de la fièvre typhoïde.

Dans cet exposé de la pathologie locale, ce n'est pas le lieu de prendre parti pour l'une ou l'autre des diverses doctrines qui s'efforcent d'élucider le problème encore fort complexe de la genèse de cette affection. Nous devons nous contenter de rattacher les faits à la cause qui semble la plus vraisemblable. Dans le cas particulier, on ne saurait méconnaître une relation intime entre l'épidémie régnante et la contamination passagère des eaux de la Loire.

Reste à expliquer par quel mécanisme et à quelle époque cette contamination s'est produite. C'est un point litigieux que l'enquête n'a pu résoudre, et sur lequel nous en sommes réduits à des hypothèses.

Au mois de septembre 1893, 6 semaines environ avant l'apparition de l'épidémie, M. le Médecin-Inspecteur général Dujardin-Beaumetz, alors directeur du service de santé au Ministère de la Guerre, avait, dans un esprit de sage prévoyance, fait étudier un projet d'installation de filtres Chamberland à l'École de cavalerie, et prescrit l'examen bactériologique de l'eau de la

Loire. Un échantillon fut adressé au laboratoire du Val-de-Grâce le 20 septembre et l'analyse donna les résultats suivants :

« 1,820 germes aérobies par centimètre cube, germes ne « comprenant qu'un petit nombre d'espèces de nature banale. « Absence de bactéries putrides ou d'origine suspecte. Eau assez « bonne. »

Ce document établit la parfaite innocuité des eaux du fleuve à cette date, ce qui cadre bien d'ailleurs avec l'état de l'échelle sanitaire.

La souillure s'est-elle produite au moment des basses eaux, à la faveur des déplacements de sable opérés aux abords de la prise d'eau, et qui aurait pu amener l'introduction de principes putrides ou pathogènes dans la conduite d'aspiration et de là dans le réservoir, ou n'aurait-elle été réalisée qu'au moment de la crue survenue du 12 au 16 octobre. Cette dernière supposition serait plus vraisemblable si l'on tient compte des délais d'incubation et de la date d'apparition des premiers cas (commencement de novembre) [1].

Quoi qu'il en soit, cet épisode morbide contient un utile enseignement. Il démontre que l'eau de Loire, de même que toute eau fluviale prélevée en plein parcours, et sans filtration préalable est sujette à des contaminations éventuelles, passagères, qui peuvent donner lieu aux mêmes dangers que l'eau de puits. Les prévoyantes mesures que l'administration de la guerre a su prendre pour protéger la troupe, en installant des batteries filtrantes à l'École de cavalerie peuvent être conseillées aux particuliers, mais en les prévenant toutefois que le bon fonctionnement d'un filtre, quel qu'il soit, exige une surveillance minutieuse, sous peine de ne laisser qu'une sécurité trompeuse.

[1] On trouvera page 175 l'exposé des considérations qui peuvent être invoquées en faveur de cette deuxième hypothèse.

Gastro-entérites, Diarrhée, Dysenterie Maladies cholériformes

Relevé des décès par Diarrhée ou Dysenterie observés à Saumur pendant une période de 10 ans (1887-1896)

ANNÉES	RÉPARTITION PAR MOIS													RÉPARTITION suivant le lieu du décès				RÉPARTITION PAR AGES					
	Janvier	Février	Mars	Avril	Mai	Juin	Juillet	Août	Septembre	Octobre	Novembre	Décembre	TOTAL	Ville	Hôpital	Garnison	TOTAL	Moins de 1 an	1 à 19	20 à 39	40 à 59	60 et au-delà	TOTAL
1887	«	«	«	«	«	«	«	«	«	«	«	«	34	33	1	—	34	«	«	«	«	«	34
1888	«	«	«	«	«	«	«	«	«	«	«	«	25	25	—	—	25	«	«	«	«	«	25
1889	1	1	1	1	1	2	6	3	3	2	4	3	28	28	—	—	28	20	5	—	—	3	28
1890	6	1	3	1	1	4	1	2	3	—	4	2	28	27	1	—	28	24	—	—	1	3	28
1891	8	3	4	3	—	2	6	2	3	6	2	1	40	40	—	—	40	33	4	1	—	2	40
1892	3	1	1	2	3	3	3	11	11	2	2	1	43	38	1	4	43	28	5	4	2	4	43
1893	2	1	3	—	—	3	4	4	5	1	2	3	28	27	1	—	28	21	4	—	1	2	28
1894	4	1	—	2	2	2	2	—	4	—	4	2	23	23	—	—	23	20	1	—	1	1	23
1895	2	1	1	3	3	1	4	—	1	1	1	1	19	19	—	—	19	15	2	—	1	1	19
1896	2	2	2	4	6	2	3	4	1	4	1	1	32	32	—	—	32	26	1	—	3	2	32
													300	292	4	4	300						300

Ce tableau embrasse dans un même cadre tous les décès par maladies gastro-intestinales, c'est-à-dire un groupe assez peu homogène où se trouvent confondus des entités morbides de nature et de causes très diverses, entérites catarrhales, saisonnières et entérites spécifiques, microbiennes, peut être même encore un certain nombre de diarrhées cachectiques, symptomatiques de diverses diathèses (tuberculose, cancer) qu'un diagnostic discret a voulu abriter sous une appellation moins brutale.

Cependant la participation des âges à ce contingent funéraire jette une certaine clarté sur ce chaos. On voit que les jeunes sujets, ceux de moins d'un an surtout y figurent pour une proportion de plus des deux tiers. C'est donc surtout l'inventaire de la gastro-entérite infantile qui se trouve ici représenté.

Quant à la dysenterie qui n'est pas nominativement désignée, en tenant compte du petit nombre de décès d'adultes, on peut en inférer qu'elle ne tient pas une place bien marquante dans la pathologie locale.

La **statistique de l'hospice** est pour ainsi dire muette sur cette cause de morbidité.

En ce qui concerne la **garnison** de 1879 à 1892 on n'en trouve pas mention, mais en 1892 et 1893 elle prend date d'une façon mémorable dans la nosographie de la place de Saumur sous forme de deux épidémies dont nous allons retracer brièvement l'histoire.

Epidémie de 1892. — Marche. — Cette épidémie s'est d'abord annoncée sournoisement par deux cas d'apparence sporadique, survenus l'un le 1er août, l'autre dix jours plus tard ; après une nouvelle rémission de quatre jours, nouveau cas, cette fois immédiatement suivi de la série épidémique. Entre temps surgissait une pléïade inusitée de diarrhées plus ou moins suspectes, cortège inévitable de toutes les expansions un peu étendues de la dysenterie et dont l'évolution concomitante en représente l'expression atténuée, la forme en quelque sorte abortive.

A partir du 20 août la période épidémique est franchement ouverte : jusqu'au 1er septembre les atteintes se succèdent coup sur coup à 24 heures d'intervalle. Puis commence le stade de régression, mais cette régression s'effectue lentement : de temps à autre, un nouveau cas vient rappeler que le danger est toujours menaçant et cette situation se prolonge jusqu'au 21 octobre, date de l'admission du dernier dysentérique a l'hôpital.

Épidémie de dysenterie dans la population militaire

1892

DATES	Cas	Décès	Répartition des atteintes par catégories et par chambre — École	Répartition des atteintes par catégories et par chambre — 5me Cie de Remonte
1er Août	1			1 ch. 231
11 —	2	1	1 Bouvines ch. 15	1 ch. 240
15 —	1			1 ch. 285
18 —	1			1 ch. 253
19 —	1			1 ch. 229
20 —	1			1 ch. 243
22 —	2			2 ch. 229bis et 212
23 —	2			2 ch. 241 et 202
24 —	3	1		3 ch. 219, 202, 232
25 —	1			1 Logé en ville
26 —	2			2 Logé en ville et ch. 218.
27 —	4			4 ch. 220, 243, 226, 212
28 —	1			1 ch. 231
29 —	1			1 ch. 214
30 —	3			3 ch. 349, 196, 222
31 —	1			1 ch. 244
1er Sept.	1			1 ch. 277
3 —	2			2 ch. 194 et 232
7 —	3		1 Chambre 126	2 Arçonnerie et ch. 253
23 —	1		1 Bouvines ch. 16	
26 —	1			1 ch. 258
29 —	1	1		1 Logé en ville
1er Oct.	2		1 Bouvines ch. 16	1 ch. 258
8 —	1			1 ch. 237
21 —	1			1 ch. 213
	40	3	4	36

Effectif : 1.240
Morbidité °/₀ 3.2. — Mortalité °/₀ 0.3

1893

DATES	Cas	Décès	Répartition des atteintes par catégories et par chambre — École	Répartition des atteintes par catégories et par chambre — 5me Cie de Remonte
5 Août	1	—		1 ch. 232bis
7 —	1	—		1 ch. 212
9 —	1	—		1 ch. 249
20 —	2	—	1 Bouvines ch. 11	1 ch. 227
21 —	1	·		1 ch. 219
23 —	1	—		1 ch. 279
25 —	1	—		1 ch. 225
26 —	1	—	1 ch. 118	
1er Sept.	2	—	1 ch. 116	1 ch. 255
7 —	1	—	1 Valmy ch. 5	
10 —	1	—		1 ch. 263
	13	—	4	9

Effectif : 1.260
Morbidité °/₀ 0.10 — Mortalité néant

Toutefois le calme sanitaire est encore bien relatif, car on continue d'observer une proportion, absolument anormale pour la saison, de flux intestinaux, de diarrhés catarrhales qui persistent jusque vers le milieu de décembre formant une véritable queue d'épidémie.

Morbidité. — Pour une durée aussi longue, le chiffre des atteintes a été relativement peu élevé : on compte 40 cas du type dysentérique le plus net, tous traités à l'hôpital, et 85 cas de diarrhées séreuses dont quelques-unes dysentériformes à l'extrême début, qui ont été pour la plupart soignées à l'infirmerie.

Nous donnons ci-dessous la répartition de ces atteintes par mois et par catégories.

1° Répartition par mois

DIAGNOSTIC	Aout	Sept.	Oct.	Nov.	Déc.	Total
Dysenterie confinée........	27	9	4	»	»	40
Diarrhée surpecte.........	19	10	19	25	12	85
	46	19	23	25	12	145

2° Répartition par catégories, grades et emploi

École		5me Cie de Remonte	
Brigadier télégraphiste.. ...	1	Brigadier..	1
Élève télégraphiste....	2	Cavaliers....	21
Ouvrier tailleur.......... ...	1	Arçonniers.......	10
	4	Ordonnances (logés en ville)..	3
		Ouvrier sellier.	1
			36

Mortalité. — L'épidémie a présenté au début surtout un haut degré de gravité, qui ne rappelait en rien les cas en somme assez légers habituels à nos climats : ils évoquaient bien plutôt le souvenir des atteintes de même nature dont nous avions été le témoin aux colonies et en particulier au Tonkin : mêmes symptômes cliniques avec violentes épreintes, prostration extrême, même marche rapide, et surtout mêmes lésions anatomo-pathologiques : le gros intestin transformé en une vaste ulcération avec hypertrophie considérable des tuniques, état tomenteux de la muqueuse, ne présentant plus qu'une série de villosités sanguinolentes, alternant avec des ulcérations multiples de toutes dimensions et des plaques de sphacèle plus ou moins étendues.

Sur 40 atteintes, 4 décès, soit 1 sur 10 cas. 3 de ces malades ont succombé du 8e au 12e jour dans un état d'adynamie complète : quant au 4e il a été subitement emporté par une hémorragie intestinale très abondante déterminée par la chute d'une escarne de la largeur d'une pièce de cinquante centimes qui siégeait au niveau du colon transverse.

Pathogénie. — Cette épidémie est-elle née d'une cause spécifique, d'un germe préexistant dans le casernement, a-t-elle été importée, ou n'est-elle simplement que l'œuvre de causes générales, banales, dont il faut rechercher la raison soit dans certaines aptitudes morbides de la collectivité militaire, soit dans certaines modalités des milieux extérieurs et en particulier de la température ambiante ?

L'obscurité qui règne encore aujourd'hui sur la genèse de la dysenterie, affection spécifique pour les uns, spontanée et autochtone pour les autres, oblige à orienter l'enquête dans ces deux voies.

L'existence d'un foyer pathogène dans l'enceinte même des locaux militaires semble devoir être écartée. L'examen rétrospectif de l'état sanitaire ne fait découvrir aucun précédent morbide qui puisse être rattaché à la période épidémique. Pas de dysentérique antérieur, ni même de diarrhéique chronique qui ait pu pendant un temps plus ou moins long, élaborer dans son intestin malade le principe contagieux et disséminer au dehors des germes qui, après avoir sommeillé quelque temps auraient subitement recouvré toute leur virulence. On n'y relève pas non plus d'autres maladies infectieuses pouvant préparer le terrain à la dysenterie, en donnant lieu à des associations microbiennes encore mal déterminées, mais dont on a signalé plusieurs fois le danger possible.

L'hypothèse d'une importation soit de la ville, soit des environs, soit d'une localité plus éloignée encore n'offre *a priori* rien d'invraisemblable. Mais comment la justifier ? L'enquête a établi qu'au moment où l'épidémie sévissait dans le casernement elle régnait également tant dans la ville que dans les campagnes environnantes. De partout on signalait une recrudescence de diarrhées simples ou suspectes, et même de véritables cholérines. Dans ces conditions, il n'y aurait rien d'impossible à ce que les premiers militaires atteints aient subi une contagion directe soit dans le centre même de la garnison, soit dans d'autres localités où ils auraient séjourné en cours de permission.

Mais en présence d'une constitution médicale aussi générale, il devient impossible de déterminer avec quelque rigueur la date à laquelle la contagion a pu commencer à s'exercer, et d'établir la priorité des atteintes dans un groupe de la population ou dans l'autre.

D'ailleurs le fait seul de cette extension des gastro-entérites pendant l'année 1892 met sur la piste de la véritable cause qui a présidé à l'apparition de la dysenterie à l'Ecole de cavalerie.

Cette cause d'ordre général qui a joué le rôle capital, décisif, c'est la chaleur torride qui n'a cessé de régner pendant la plus grande partie de la période estivo-automnale. Elle seule peut rendre compte du caractère pandémique qu'ont revêtu en 1892 les affections catarrhales de l'intestin, et la dysenterie en particulier qu'on a vu signalée avec une fréquence toute particulière dans un grand nombre de centre de garnisons à la fois.

L'épidémie de 1893 reproduit, quoique dans des limites bien plus restreintes, les diverses particularités de celle de 1892. La survivance des germes laissés l'année précédente pourrait peut-être être invoquée, mais il est aussi naturel d'admettre que son retour a été préparé par des conditions météoriques analogues.

Paludisme

S'il n'existe pas, à proprement parler, de marais dans le voisinage de Saumur, le Thouet en tient certainement lieu et nous avons déjà eu l'occasion de signaler la fréquence des effluves telluriques qui se dégagent des bords de cette rivière après chaque crue de quelque durée. Ces inconvénients ne sont pas limités seulement à cette partie du territoire urbain : ils s'observent encore sur d'autres points où le sol très déclive est en bordure de certains diverticules de la Loire, notamment le long du petit bras de la Croix-Verte et de la boire Quentin.

Le terrain alluvionnaire malgré son excessive perméabilité offre, par endroit, une dépression telle, qu'il n'arrive à égoutter que très lentement les eaux météoriques ou les eaux d'infiltration qui viennent se collecter dans ces cuvettes.

Cet excès d'humidité retenu par le sol semble se prêter d'une façon toute spéciale au développement des germes paludiques et en général à celui de toutes les affections provoquées par le froid humide, telles que le rhumatisme, les névralgies, etc.

Les rapports des médecins de l'Ecole de cavalerie se sont plusieurs fois appesantis sur l'existence à Saumur d'une véritable endémie palustre, et ce trait de la pathologie locale a fait, à notre connaissance, l'objet de deux mémoires particuliers [1], l'un de M. le Médecin principal Raoult-Deslongchamps, l'autre de M. le Médecin-major Géraud. Ces deux auteurs ont apporté chacun des exemples de fièvres palustres observées dans la population militaire, mais leurs observations limitées à ce milieu spécial, n'apportent pas une absolue conviction dans l'existence d'une influence fébrigène générale.

Pour juger la question, il faut rechercher les manifestations du paludisme dans la population civile en même temps que dans la garnison.

Les manifestations du paludisme dans la population civile. — Pour nous éclairer sur ce premier point, nous avons d'abord interrogé les rapports du conseil d'hygiène sur les maladies régnantes dans l'arrondissement.

Le paludisme y est en effet le sujet de plusieurs communications qui ne sont pas toujours bien concordantes. En voici quelques extraits :

1852. — « L'observation des médecins témoigne que, depuis « 10 ans, la fièvre intermittente a été rare dans les environs de « Saumur, à l'exception d'un seul point situé au nord de la ville, « s'étendant du Chapeau à l'église Saint-Lambert sur le bord « d'un des bras de la Loire supprimé lors de la construction du « pont des sept voies. Aussi les réclamations des habitants sont « elles unanimes pour obtenir le creusement d'un chenal met- « tant ce bras en communication plus active avec le fleuve, com-

[1] Raoult-Deslongchamps. *Considérations sur la fièvre intermittente à l'École de cavalerie de Saumur.* Thèse de Paris 1850.

Géraud. *La morbidité à Saumur et l'influence maremnatique* (manuscrit), 1893.

« munication qui a cessé d'exister du jour où ont été entrepris « des travaux de déblai pour la construction du pont et des nou- « velles levées de la Loire. »

1853. — « Par son assiette, Saumur et la moitié de l'arron- « dissement sont exposés aux émanations palustres : aussi la « fièvre intermittente est-elle une des maladies les plus fré- « quemment observées. D'après les notes d'un des médecins « chargés du service des fiévreux à l'Hôtel-Dieu, la fièvre inter- « mittente compte pour moitié dans les autres maladies qu'il a « eu à soigner dans une période de 10 ans (1840 à 1850). « Mais il y a lieu de penser que la proportion élevée de cette « période décennale ne peut être donnée comme une moyenne « normale.

« En effet, dans ce laps de temps, on a entrepris des travaux « de terrassement considérables pour la construction des levées « formant les abords du pont Napoléon, pour l'établissement du « chemin de fer de Paris à Nantes.

« Ces travaux ont appelé dans le pays un contingent élevé « d'étrangers non acclimatés au pays (et dans le nombre, aurait- « on pu ajouter, combien s'en sont trouvés qui étaient déjà pré- « disposés par des atteintes antérieures).

« Les points le plus particulièrement exposés aux effluves « palustres sont :

« 1° Les rives du cours d'eau supprimé de la Croix-Verte ;

« 2° Des excavations creusées sur une foule de points, dans « la commune de Saint-Martin-de-la-Plaine pour y élever le « chemin de fer de Tours à Nantes ;

« 3° Les rives de l'Authion dans tout son parcours depuis « Brain-sur-Allonnes jusqu'à la limite de l'arrondissement ;

4° « Les quartiers bas de la ville de Saumur au moment de « leur submersion par les crues périodiques de la Loire (Quar- « tier des Ponts). » Les abords du Thouet ne figurant pas dans ce relevé, cette abstention s'explique par ce fait que ces terrains n'ont été occupés que beaucoup plus tard. Il en est fait mention en 1875 où on signale les émanations occasionnées par la submersion des prairies riveraines et se faisant sentir dans les habitations avoisinant l'Institution Saint-Louis.

1872. — Un autre rapport signale encore l'action fébrigène exercée par le rouissage du chanvre dans les eaux stagnantes et même courantes.

Ces *routoirs* étaient à cette époque très nombreux : on estime qu'on faisait rouir dans l'arrondissement de Saumur chaque année environ 620,000 kilogs de chanvre et 10,000 kilogs de lin. Cette culture a depuis beaucoup diminué d'importance.

Ces observations semblent établir que la fièvre palustre a été en effet assez fréquente à la periphérie de Saumur et que cette fréquence a été surtout marquée à l'époque où s'effectuaient d'importants travaux de terrassements. A en juger par le silence qui s'est fait depuis sur les manifestations urbaines ou rurales de cette affection, on est disposé à croire qu'elle a considérablement adouci ses allures, et de fait les confrères civils que nous avons interrogés à ce sujet semblent ralliés à cette opinion.

« Le paludisme en tant que fièvres d'accès, disent-ils, n'est « pas d'observation courante dans la population des divers quar- « tiers de Saumur : il est plus constant d'y voir des formes « larvées, des névralgies diverses, qui par leur périodicité et la « rapide action exercée par la médication quinine pourraient « évoquer l'idée d'une infection paludéenne. » On comprend que d'aussi faibles indices ne les conduisent pas à la conception d'une endémie palustre.

Le relevé des entrées à l'hôpital civil, n'en laisse pas entrevoir non plus l'existence.

ANNÉES	Hommes	Femmes	TOTAL	Décès	ANNÉES	Hommes	Femmes	TOTAL	Décès
1879	8	4	12	—	1888	1	—	1	—
1880	8	3	11	—	1889	—	—	—	—
1881	10	3	13	—	1890	1	—	1	—
1882	—	—	—	—	1891	3	—	3	1
1883	—	—	—	—	1892	2	—	2	—
1884	2	—	2	—	1893	1	1	2	1
1885	4	—	4	1	1894	2	—	2	—
1886	5	—	5	—	1895	1	—	1	—
1887	1	—	1	—	1896	1	—	1	—

Au total 60 cas en 18 années et 3 décès : sur ces atteintes, nous ne possédons d'ailleurs aucun renseignement.

Le paludisme dans la population militaire. — Assez différente est l'impression qui se dégage de l'observation du milieu militaire et de la lecture de ses comptes rendus statistiques.

Les cas d'intoxication palustre s'y montrent avec une fréquence qui force l'attention et qui imprime à la nosographie de cette garnison une note toute personnelle que presque tous les rapports annuels d'inspection n'ont pas manqué de souligner.

Il est toutefois une particularité qui n'a pas été mise suffisamment en relief et qu'il est utile d'avoir présente à l'esprit pour apprécier à leur juste valeur les chiffres qui vont être exposés. Elle est relative aux conditions toutes spéciales du recrutement des divers contingents qui composent l'effectif de l'Ecole de cavalerie.

Cet établissement reçoit comme officiers, sous-officiers ou hommes de troupe des éléments de toute provenance, originaires non seulement de tous les points du territoire, mais encore de l'Algérie et des diverses colonies françaises.

Tous les corps de cavalerie y sont représentés, troupes de France, troupes d'Algérie et dans ces dernières figurent, en petit nombre il est vrai, des indigènes officiers ou sous-officiers avec leurs ordonnances. De plus, chaque promotion d'élèves-officiers compte une proportion variable de sous-officiers arrivant de fraîche date des diverses colonies où ils ont pris part activement aux opérations militaires de la conquête ou de la période d'occupation.

Cette collectivité, bien différente de la composition homogène, régionale d'un corps de troupe, compte donc dans ses rangs une fraction appréciable de militaires dont les antécédents personnels sont déjà plus ou moins manifestement entachés de paludisme : de plus la masse elle-même représente quant à la race, à la constitution, à la facilité d'acclimatement, une variété d'aptitudes morbides bien plus marquée que dans n'importe quel régiment formé d'éléments prélevés sur une même région territoriale. Pour des sujets encore indemnes, originaires de localités éloignées, ce changement brusque d'habitat est de nature à exalter leur réceptivité et à les exposer plus sûrement à subir dans leur intégralité les effets d'une influence palustre même minime qui eût laissé indifférents des individus appartenant à des départements limitrophes.

Pour faire un relevé exact des atteintes de paludisme dans la garnison, il est donc indispensable de bien différencier les cas de paludisme autochtone, imputables à un foyer malarien local des cas de paludisme exogène et en particulier de paludisme colonial dont on a lieu ici plus qu'ailleurs de constater chaque année des exemples.

En examinant les tableaux récapitulatifs dressés par le docteur Raoult-Deslongchamps pour les années 1846 à 1849 à l'Ecole de cavalerie [1], on se demande s'il a tenu un compte rigoureux de cette répartition, tant est élevé le chiffre des victimes qu'il compte à l'actif du paludisme local.

[1] Raoult-Deslongchamps, *loc. cit.*

Répartition trimestrielle des fièvres palustres observées à l'Infirmerie hôpital de l'École de Cavalerie en 1845, 1847, 1848, 1849

FORMES de L'IMPALUDISME	1846					1847					1848					1849					TOTAL GÉNÉRAL
	1er	2e	3e	4e	TOTAL	1er	2e	3e	4e	TOTAL	1er	2e	3e	4e	TOTAL	1er	2e	3e	4e	TOTAL	
FIÈVRES																					
Quotidiennes	6	18	20	6	50	4	2	3	1	10	3	3	3	1	10	1	6	10	2	19	89
Tierces.....	8	16	23	8	55	2	15	28	6	51	3	9	23	12	47	4	7	7	3	21	174
Quartes....	3	3	1	2	9	2	1	3	5	11	3	2	1	6	12	1	—	1	—	2	34
	17	37	44	16	114	8	18	34	12	72	9	14	27	19	69	6	13	18	5	42	297

Résumé des 4 années

FIÈVRES	1er TRIMESTRE	2e TRIMESTRE	3e TRIMESTRE	4e TRIMESTRE	TOTAL
Quotidiennes	14	29	36	10	89
Tierces.....	17	47	81	29	174
Quartes...	9	6	6	13	34
	40	82	123	52	297

Tout en émettant quelques doutes sur l'exactitude de ce décompte, nous devons reconnaître cependant qu'il reproduit assez fidèlement les constatations faites dans le milieu urbain, et qu'il ne manque pas de raisons pour expliquer l'activité de l'influence palustre à cette époque, car outre les grands travaux de terrassement déjà signalés, il convient encore de rappeler les fréquentes et importantes inondations survenues entre 1843 et 1850. Dans cet espace de sept années on ne compte pas moins de vingt crues supérieures à 3 mètres 50, ainsi réparties, avec l'indication de leurs étiages.

Crues de la Loire de 1843 à 1849

(Égales ou supérieures à 3m,50)

ANNÉES	Janvier	Février	Mars	Avril	Mai	Juin	Juillet	Août	Septembre	Octobre	Novembre	Décembre	TOTAL DES CRUES par année
1843	6m70	3m70	4m80	—	—	—	—	—	—		3m80	—	4
1844	—	4 40	6 05	—	—	—	—	—	—	—	—	—	2
1845	—	3.60	5.20	4m80	—	4m90		—	—	3m50	3.50	4m40	7
1846	4.65	—	—	5.00	—	—	—	—	—	5 90	—	4.60	4
1847	—	—	—	5.10	—	—	—	—	—	—	—	—	1
1848	—	—	4.45	4.60	—	—	—	—	—	—	—	—	2
1849	4.00	—	—	—	—	—	—	—	—	—	4.15	4.20	3
Répartition mensuelle.	3	3	4	4	—	1	—	—	—	2	3	3	23

On peut donc admettre que la période envisagée est à tout point de vue exceptionnelle et que les chiffres présentés dans l'ouvrage en question ne peuvent être acceptés comme l'expression d'une situation à demeure.

La statistique que nous apportons a été relevée sur une suite de 18 années. Elle comprend un total de 118 cas, déduction faite des atteintes contractées en dehors de la garnison. Les entrées pour récidive de la même affection ont été, bien entendu, écartées.

On voit d'après le relevé ci-dessous que la malaria n'est pas un fait accidentel dans la pathologie militaire locale. Il ne s'écoule pour ainsi dire pas d'année sans qu'on ait lieu d'en vérifier l'existence. Le chiffre moyen des atteintes, sujet d'ailleurs à des oscillations assez grandes, est d'environ 6 à 7 par an et la morbidité de ces 18 années s'exprime par 5,30 cas pour 1,000 hommes d'effectif.

Son évolution annuelle n'a rien de constant ni de régulier et il serait peut-être excessif de lui reconnaître les allures d'une endémie bien assise, avec recrudescences saisonnières périodiques comme celles qui s'observent dans les localités manifestement fébrigènes.

Néanmoins l'existence d'un foyer palustre ne peut être mise en doute : ce foyer dont l'activité est très variable d'une année à l'autre, c'est le Thouet qui coule à moins d'un kilomètre de l'Ecole, et dont les conditions défectueuses de parcours donnent lieu à de fréquents dégagements de putridité végétale.

L'époque et la durée des crues, le degré d'élévation de la température ambiante, la force et la direction des courants aériens sont autant d'éléments qui interviennent dans la production des accidents observés. La relation entre ces deux facteurs et les fluctuations de l'état sanitaire n'offre rien de plus particulier ici qu'ailleurs, mais un détail plus utile à relever, c'est la cause qui semble présider à la répartition des atteintes dans les diverses parties du casernement. On a cru remarquer que les étages supérieurs du bâtiment central étaient plus particulièrement menacés, et notamment ceux de l'aile Ouest, occupée par la 5e Compagnie de Remonte. Le fait s'expliquerait aisément, car cette aile est justement la plus rapprochée du foyer malarien, et dans l'orientation la plus favorable à l'accès direct des vents du Sud-Ouest, seuls importateurs possible des germes palustres du côté de l'Ecole. Aucun écran protecteur ne vient en arrêter la translation dans les parties élevées du bâtiment occupé jusqu'aux combles, tandis que les parties inférieures jusqu'à hauteur du premier étage sont masquées par une ligne de petits bâtiments annexes et plusieurs rideaux d'arbres formant une puissante barrière. Aussi n'est-il pas sans intérêt de constater l'heureuse tendance qui porte les habitants à construire du côté de ces levées. Depuis deux ans, de nombreuses maisons se sont élevées sur ces terrains et contribueront certainement dans une importante mesure à relever la salubrité de ce point de la ville.

Relevé des entrées pour Paludisme à l'hôpital militaire de Saumur

ANNÉES	CAS DE PALUDISME D'ORIGINE LOCALE — Répartition par mois													Répartition par grades et catégories							Cas de paludisme d'origine exotique (Colonies principalement)				TOTAL ANNUEL DES ENTRÉES
	Janvier	Février	Mars	Avril	Mai	Juin	Juillet	Août	Septemb.	Octobre	Novemb.	Décemb.	TOTAL	Officiers	Él.-Of., S.-Of.	Ordonnances	Maréchaux	Télégraphist.	Caval. de Remonte	Caval. de Manège	Officiers	Él.-Of. S.-Of.	Troupe	TOTAL	
1879	1	4	3	1	—	1	—	1	2	2	—	—	15	2	3	1	1	—	6	2	—	1	2	3	18
1880	—	2	6	1	2	—	—	5	—	3	—	—	19	2	4	1	3	—	9	—	1	—	—	1	20
1881	—	—	—	1	—	—	1	—	—	—	—	—	2	—	1	—	—	.	—	1	—	—	—	—	2
1882	2	—	1	2	—	—	—	—	—	1	—	—	6	1	3	1	—	—	—	1	—	—	—	—	6
1883	—	—	—	1	—	—	—	—	—	1	—	—	2	—	1	—	—	—	1	—	—	1	—	1	3
1884	—	—	—	—	—	—	—	—	—	—	—	—	—	—	—	—	—	—	—	—	1	1	—	2	2
1885	—	—	—	—	—	—	—	—	—	—	—	—	—	—	—	—	—	—	—	—		1	—	—	1
1886	1	—	—	—	—	—	—	—	—	—	—	—	1	1	—	—	—	...	—	—	-	1	—	1	2
1887	1	—	—	—	—	—	—	2	—	—	—	—	3	—	1	—	—	—	1	1		—	—	—	3
1888	—	1	—	3	—	—	—	—	—	—	1	—	5	—	5	—	—	—	—	—	—	1	—	1	6
1889	—	—	—	1	2	—	1	—	—	1	1	1	7	—	2	4	1	—	—	—	1	—	—	1	8
1890	—	—	—	—	—	—	3	3	—	2	1	—	9	1	—	—	1	—	7	—	—	—	—	—	9
1891	—	.	—	1	1	1	2	1	—	1	—	1	8	—	1	1	—	2	3	1	1	—	—	1	9
1892	1	4	4	1	4	1	3	—	—	—	1	1	20	—	3	—	3	1	13	—	—	1	—	1	21
1893	—	—	—	—	—	—	2	6	—	1	—	—	9	—	1	1	3	—	4	—	-	2	—	2	11
1894	—	—	—	—	—	—	—	—	1	—	—	1	2	—	—	—	1	—	—	1	—	—	—	—	2
1895	—	—	—	1	2	1	3	—	—	—	—	—	7	—	1		—	—	6	—	1	2	—	3	10
1896	1	—	—	—	—	1	—	—	—	—	—	1	3	—	—	1	—	—	2	—	—	—	—	—	3
	7	11	14	13	11	5	15	18	3	12	4	5	118	7	26	10	13	3	52	7	5	11	2	18	136
	118													118							18				

Effectif moyen : 1.234 Morbidité pour 1.000 : 5,30 Moyenne des entrées 6.55

Formes du Paludisme : Mortalité. — La répartition clinique des cas de paludisme observés dans cette période de 18 années embrasse toutes les variétés de l'intoxication aiguë : seules les formes de l'impaludisme chronique font défaut.

				Décès
Formes régulières...	Fièvres avec intermittence............	quotidiennes.. ...	55	—
		tierces...........	5	—
		double-tierce.. ...	1	—
	Fièvres sans intermittence	remittentes........	54	1
		subcontinue.......	1	—
Formes anormales....		pernicieuse.	1	—
		larvée	1	—
			118	1

Mais comme le fait remarquer M. le Médecin-Chef Yvert, on n'aurait qu'une idée incomplète de la fréquence de l'intoxication maremnatique si on ne considérait que les accès francs ou les pyrexies à type nettement remittent : on doit y comprendre encore les formes plus ou moins larvées à localisations les plus diverses, à déterminations névralgiques et un certain nombre de cas où le paludisme vient se greffer sur d'autres phénomènes morbides auxquels il imprime sa périodicité.

On trouve l'accès pernicieux signalé une fois en novembre 1893 par un cas à forme délirante et comateuse pour lequel on dut recourir pendant plusieurs jours consécutifs à des injections hypodermiques de chlorhydrate de quinine.

La mortalité est représentée par 1 seul cas survenu chez un cavalier de remonte entré à l'hôpital, en 1892, pour fièvre intermittente et qui succomba le 20e jour.

CHAPITRE IV

HYGIÈNE URBAINE

Pour porter une exacte appréciation sur le degré de salubrité d'une ville, il est nécessaire d'avoir une connaissance précise des conditions hygiéniques de chaque immeuble en particulier.

Pour de grandes agglomérations, l'établissement de ce cadastre sanitaire de l'habitation représente un travail minutieux et de longue haleine que peu de villes en France ont pu terminer à l'heure actuelle.

Il n'en est pas de même pour de petites localités où cette entreprise peut être réalisée à peu de frais et dans un court délai.

Avec l'appui de M. le Maire de Saumur, nous avons pu procéder, sans grandes difficultés, au recensement détaillé de chaque immeuble et dresser en quatre mois le dossier sanitaire des 2,500 maisons qui composent l'agglomération urbaine.

Nous avons adopté dans ce but le questionnaire ci-joint où se trouvent condensés les principaux renseignements intéressant la salubrité, et qui est imprimé sur une fiche en carton souple de $0^{m}22$ de hauteur sur $0^{m}14$ de largeur.

Ces fiches, établies au crayon, pour pouvoir aisément être mises à jour, sont classées dans l'ordre des numéros de maisons et des rues, de façon à se prêter avec la plus grande facilité, à tout ordre de recherches.

(Recto)

VILLE DE SAUMUR

Bureau d'Hygiène

Rue — *N°*

Immeuble pp[t] dit :	ANNEXES ET DÉPENDANCES (Cour, Jardin, Écurie, Hangar, Remises, ailes et pavillons d'habitation)
Dimension { Longr de façade / Profondr / Hautr *Superficie bâtie* *Caves* *Sous-sol* *Étages* *Ouvertures sur rue* — *sur cour*	

Eau d'alimentation	Evacuation des Résidus	DATES des Vidanges
Eau de la Ville : date : *Puits ou Citerne* { Situation : / Profondeur :	Eaux sales reçues ds { Puisard / Rue Fosse à fumier { Situation / Construction Fosse d'aisance { Capacité / Etanchéité / Ventilation / Situation	

NOMBRE, répartition par étages, des	LOCAUX: Plombs	Cabinets d'aisance	Logemts	Pièces	HABITANTS: Ménages	personnes	Profession	TAUX annuel du Loyer
TOTAL. . .								

OBSERVATIONS

Établie le — *Revisée le*

(Verso)

Relevé des cas de maladies transmissibles, suivis ou non de décès

ANNÉES	DATES	Nature de la maladie ou du décès	AGE, SEXE des atteints	MESURES DE SALUBRITÉ EMPLOYÉES	DATES

Naissances. — Décès

ANNÉES	DATES	Naissances	Morts nés	Décès	AGE	SEXE	ANNÉES	DATES	Naissances	Morts nés	Décès	AGE	SEXE

Il est inutile d'insister longuement sur l'utilité de cette enquête; elle nous a permis présentement de faire un exposé aussi exact que possible de la situation de l'hygiène urbaine actuelle, mais elle est appelée à fournir aussi à la municipalité des documents de valeur pour l'indication des logements insalubres, en la renseignant sur la nature, l'importance, le degré d'urgence des travaux que réclame l'assainissement de chaque immeuble.

Les principaux détails extraits du dépouillement de ces fiches ont été récapitulés dans les tableaux *A* et *B*, qui donnent non seulement une vue synthétique des divers détails intéressant l'hygiène de la ville, mais qui permettent encore de faire entre les divers quartiers d'utiles comparaisons.

Tableau A

Superficie. — Population. — Maisons. — Ménages. — Logements. — Indigents.

		QUARTIERS					TOTAL
		NORD (Visitation)	EST (Notre-Dame)	CENTRE (St-Pierre)	SUD (Nantilly)	OUEST (St Nicolas)	
SUPERFICIE		38 hect.	18 hect.	18 hect.	40 hect.	90 hect.	204 h.
POPULATION	Ville	2.933	2.547	2.477	2.490	3.214	13.661
	Établissements	35	92	113	161	66	467
	Total	2.968	2.639	2.590	2.651	3.280	14.128
Nombre d'habitants par hectare		78	146	143	66	36	69
IMMEUBLES	Maisons	536	363	445	348	589	2.481
	Établissements	6	7	10	9	5	37
	Total	542	371	455	357	594	2.519
MÉNAGES — Ménages de familles	de 1 personne	163	221	133	150	194	861
	2 —	295	264	239	242	395	1.435
	3 —	230	183	185	215	219	1.032
	4 —	155	126	119	127	172	699
	5 —	75	70	64	82	96	387
	6 —	57	24	36	33	59	209
	7 —	28	17	22	17	33	117
	8 —	11	9	7	3	18	48
	9 —	4	3	9	2	9	27
	10 —	2	1	3	»	11	10
	au-dessus de 10	1	2	11	2	11	27
Ménages de familles	Total	858	699	693	723	1.016	3.991
Total des ménages		1.021	920	828	873	1.210	4.852
Appartements distincts et nombre de Pièces	Logements	1.058	807	865	854	1 073	4.657
	Pièces	2.838	2.006	3.128	2.700	4.319	10.672
Logements surpeuplés	Nombre	98	71	29	40	35	273
	Habitants	553	389	143	223	188	1.496
Indigents du bureau de bienfaisance	Inscrits	293	391	47	214	52	997
	Assistés	182	278	35	155	39	689

Tableau B

Eau d'alimentation. — Fosses d'aisance. — Puisards. — Écuries. — Égoûts.

		QUARTIERS					TOTAL
		NORD (Visitation)	EST (Notre-Dame)	CENTRE (St-Pierre)	SUD (Nantilly)	OUEST (St-Nicolas)	
EAU D'ALIMENTATION	de Puits	380	147	275	389	426	1.617
	de source	»	12	»	»	»	12
	de citerne	2	2	2	14	»	20
	Eau de Loire — abonnés	70	71	227	115	320	805
	Eau de Loire — fontaines publiq.	5	5	5	4	2	21
FOSSES D'AISANCE	fosses fixes — Total	436	262	401	453	560	2.112
	fosses — vidangées	65	27	81	48	164	385
	fosses — non vidangées	371	235	320	405	396	1.727
	fosses situées — sous l'immeuble	106	98	167	65	180	616
	fosses situées — hors l'immeuble	330	164	234	388	380	1 496
URINOIRS publics		3	2	6	2	2	15
ÉCURIES ET FUMIERS	écuries, étables	55	46	46	78	174	399
	fosses à fumier — étanchées	25	12	42	35	113	227
	fosses à fumier — non étanchées	33	34	4	32	37	140
	Total des fosses	58	46	46	67	150	367
EAUX MÉNAGÈRES	Plombs	224	104	180	144	327	979
	PUISARDS	119	24	88	181	200	512
	Eaux ménagères se déversant dans — fosse d'aisance	20	12	38	21	31	122
	Eaux ménagères se déversant dans — égout	15	16	13	»	13	57
	Eaux ménagères se déversant dans — jardin	53	61	6	70	24	214
	Eaux ménagères se déversant dans — rue	300	270	253	240	262	1.325
ÉGOUTS	Réseau d'égoût	500m	530m	735m	1100m	1450m	4315m

Habitations

Logements insalubres. — Il serait fastidieux de tenter une description des divers immeubles et des multiples causes d'insalubrité qui peuvent s'y rencontrer. Nous nous contenterons de rappeler que ces causes sont réparties un peu partout et ont plus particulièrement trait à la disposition défectueuse des puits, des fosses d'aisance, des revêtements de la chaussée ou des cours intérieures, détails qui sont ultérieurement exposés.

Nous signalerons seulement ici les points que leur ancienneté, leur topographie, la nature de la population qui s'y trouve, désignent à un contingent d'infection plus marqué. De ce nombre sont les rues de Fenet, de la Montée du Château, Haute et Basse Saint-Pierre, Grande-Rue, toutes disposées au pied du coteau, suivant une ligne concentrique entourant sa base. Il n'est pas douteux que si une statistique localiste de la mortalité ou de la morbidité avait pu être établie, nous aurions constaté là une corrélation étroite entre l'infériorité de l'état sanitaire et celle de l'hygiène de ces habitations.

Cette présomption se trouve, du reste, appuyée par la citation suivante. En 1878, M. le docteur Renou relatait au Conseil d'hygiène l'histoire d'une épidémie de fièvre typhoïde à peu près exclusivement cantonnée dans ce secteur, et il décrivait ainsi qu'il suit la situation déplorable dans laquelle se trouve la plupart de ces immeubles :

« Les maisons ne prennent l'air que sur la rue, leurs autres « faces étant étroitement accolées soit au coteau, soit aux édifices « voisins. Elles s'imprègnent des eaux qui descendent de la « hauteur, leur profondeur est un cloaque infect. On y pénètre « par un couloir recouvert d'un cailloutis informe. Un escalier « obscur, non aéré, humide et glissant conduit aux étages à « hauteur desquels est une petite cour qui n'est qu'un réservoir

« commun de débris de toute sorte en putréfaction et où se ren- « contrent souvent les latrines. En somme, toutes les conditions « de formation de miasmes délétères se donnent là rendez-vous.

« S'il est avéré que chaque crue de la Loire, chaque saison « pluvieuse amène dans ces rues l'éclosion de la fièvre typhoïde, « il est non moins exact que les mêmes quartiers fournissent à « l'Hôtel-Dieu un contingent de phtisiques plus considérable « qu'ailleurs. »

Logements surpeuplés. — M. le docteur J. Bertillon [1] a établi comme base qu'un logement est surpeuplé lorsque le nombre de ses habitants dépasse du double le nombre des pièces composant ce logement. Cette fixation n'a rien d'absolu et comporte quelques restrictions. Il est évident que dans cette appréciation, il faut tenir compte du cubage de la pièce, du nombre et de la disposition des moyens de ventilation, de l'orientation, du degré d'ensoleillement (logements sur cour ou sur rue), des usages auxquels la pièce est consacrée (chambre de jour ou de nuit, tenant lieu ou non de cuisine), enfin de la durée de son occupation qui peut être permanente ou intermittente.

Ces diverses considérations, dont il est pratiquement impossible de déterminer rigoureusement la valeur, conduisent à prendre une unité de mesure moyenne moins restrictive.

Il est vrai que, dans les quartiers pauvres, refuge ordinaire de la classe ouvrière, où la question de surpeuplement est surtout intéressante, tout concourt à réaliser à bref délai cet encombrement. Les pièces y sont en général petites, chacune est affectée à de multiples besoins.

On peut donc, sans exagération, considérer comme surpeuplé tout logement admettant un nombre d'habitants supérieur à trois

[1] Dr Jacques Bertillon. *Essai de statistique comparée du surpeuplement des habitations à Paris et dans les grandes capitales européennes*, 1895.

personnes par pièce et nous n'encourrons pas ainsi le soupçon de vouloir produire une statistique trop défavorable.

Partant de ces données, on arrive à un décompte de 273 logements manifestement surpeuplés dans la ville de Saumur.

Ces logements abritent une population de 1.500 individus de tout âge et de tout sexe soit plus d'un dixième de la population totale.

Nombre des Ménages et des Personnes trop étroitement logées

NOMBRE DE MÉNAGES	NOMBRE DE MÉNAGES COMPOSÉS DE							
	4 personnes	5 personnes	6 personnes	7 personnes	8 personnes	9 personnes	10 personn.	TOTAL
Qui vivent dans des logements composés de................ 1 pièce..	61	46	25	8	1	—	—	141
2 pièces.	—	50	43	15	4	3	1	116
3 pièces.	—	—	—	7	5	3	1	16
Total des MÉNAGES trop étroitement logés.	61	96	68	30	10	6	2	273
Multipliant ce dernier chiffre par......	×4	×5	×6	×7	×8	×9	×10	
On obtient le nombre des PERSONNES trop étroitement logées............	244	480	408	210	80	54	20	1.496

Les 141 ménages de quatre personnes et plus confinées dans une pièce unique méritent une attention particulière.

Cette pièce représente la maison tout entière d'un bourgeois. C'est la chambre où l'on couche, la cuisine où l'on prépare les repas sur un poêle, la salle où l'on mange, la buanderie où on lave le linge sale et la vaisselle, et quand il y a des enfants c'est le cabinet où on conserve les linges souillés de déjections ; souvent c'est en plus l'atelier où l'on travaille, heureux encore quand quelqu'aïeul infirme ou malade immobilisé sur son grabat ne vient pas apporter à cette atmosphère délétère un surcroît d'infection.

A ces inconvénients s'ajoute généralement une ventilation déplorable n'ayant pour agent en hiver que le poêle, une absence presque complète de soleil On peut s'imaginer aisément les dangers que peut créer pour ces malheureux et pour leur voisinage un pareil entassement d'êtres humains, et quels foyers ces milieux préparent à la genèse et à la propagation des maladies infectieuses et en particulier à la tuberculose.

Il est profondément attristant que la législation qui régit les logements insalubres soit désarmée vis-à-vis des logements surpeuplés.

La loi s'arrête ici au seuil de la porte, comme le disent J. Martin et Richard; aucun règlement ne peut empêcher les locataires de se « suicider » et le propriétaire de tirer profit d'une industrie véritablement criminelle.

Eau d'alimentation

1° Les Puits.

L'eau de puits est d'un emploi général à Saumur et le plus grand nombre des habitants ne fait usage que de cette ressource qui se trouve à portée dans presque toutes les maisons et qui réalise une économie toute trouvée.

Le prix élevé de l'abonnement d'eau de Loire (0 fr. 50 centimes le mètre cube) n'est évidemment pas fait pour restreindre l'étendue de cette consommation.

Sur les 2,500 maisons de la ville on ne compte pas moins de 1,600 puits.

Dans les quartiers Centre, Sud et Ouest, chaque immeuble en possède un, le quartier Nord et surtout le quartier Est sont relativement moins bien dotés.

Tous ces puits viennent s'abreuver dans la nappe d'eau superficielle. Dans toute la partie basse de la ville l'eau vient affleurer à 6 ou 8 mètres.

Sur les flancs et le faîte du coteau on relève des profondeurs variant entre 10 et 30 mètres. Ces mensurations indiquent bien que tous ces puits viennent aboutir à ce réservoir commun.

Dans les rues de Fenet et Notre-Dame on rencontre une douzaine de sources, où suintent quelques faibles collections aqueuses amassées le long des travées argileuses interposées dans la masse du tuffeau. Signalons encore quelques réservoirs d'eau pluviale rencontrés plus particulièrement dans le quartier de Nantilly.

La construction de tous ces puits est rudimentaire et consiste en une simple maçonnerie en pierres de tuffeau, le plus ordinairement posées à sec comme si le but recherché était de permettre aux eaux d'infiltration des terrains voisins de concourir à l'alimentation du réservoir.

Si l'on ajoute que ces puits sont d'ordinaire à proximité des fosses aussi perméables qu'eux, que beaucoup sont situés dans les caves et que l'hermétécité de l'ouverture d'accès laisse presque partout à désirer, on sera édifié sur les causes de pollution auxquelles ils sont exposés.

Aussi peut-on admettre qu'il est prudent de tenir pour suspecte et même dangereuse l'eau des puits de Saumur.

Cette opinion est partagée du reste par tous les médecins de la localité. Voici comment s'explique à ce sujet M. le docteur Renou (Séance du conseil d'hygiène du 13 septembre 1879):

« L'eau des puits de Saumur tient en dissolution une propor-
« tion énorme de sels de chaux (sulfates et carbonates), qui

« rendent cette eau crue, lourde, indigeste, impropre à dissoudre « le savon et à cuire les légumes, et qui lui ôtent les caractères « de l'eau potable.

« De plus, en raison de la nature du sol essentiellement meuble, « perméable, facile aux infiltrations, en raison d'autre part de « la pierre du pays qui sert à la construction des puits, laquelle « est presqu'aussi poreuse et perméable que le sol lui-même, la « réserve de ces puits n'est aucunement protégée contre les in- « filtrations déterminées par les différences de niveau dans les « rivières. Ce qui revient à dire qu'une crue de la Loire qui « imbibe les terres, les caves, les fosses d'aisance y dissout les « matières en putréfaction, les détritus dont le sol est le récep- « tacle naturel, et fait dans l'eau un affreux mélange qui se « déverse inévitablement dans les puits.

« Tout le monde a remarqué que l'eau d'usage à Saumur est « troublée aussitôt que la Loire monte, qu'elle devient encore « plus troublée, souvent infecte et nauséabonde quand la Loire « descend.

« En somme, l'eau des puits de Saumur est naturellement « impropre a la consommation, elle est dénuée des caractères de « l'eau potable.

« Ces caractères malfaisants sont aggravés par la nature du « sol et les infiltrations qu'il subit.

« L'eau non potable habituellement devient par moments « dangereuse, de là de vraies épidémies d'embarras gastriques, « de diarrhées chez les habitants et cela d'autant mieux que le « quartier est plus populeux, les détritus organiques plus abon- « dants, les puits plus rapprochés. »

Nous nous rallions pleinement à cette opinion, d'ailleurs amplement justifiée par l'analyse chimique et bactériologique que nous donnons plus loin. Nous devons rappeler ici que la liste des méfaits occasionnés par l'usage d'une eau de mauvaise qualité ne se borne pas, ainsi qu'on est trop porté à le croire, aux seules atteintes de la fièvre typhoïde : la spécificité du coutage, qui, dans les enquêtes étiologiques est le point de mire exclusif, fait souvent défaut et avec raison. Cette limitation de vue des accidents de l'eau potable aux seules atteintes typhoïdiques manque d'exactitude, car il est aujourd'hui démontré que le rôle nocif d'une eau impure n'a pas pour seule conséquence d'engendrer la fièvre typhoïde.

On soupçonne aujourd'hui de multiples formes d'intoxications engendrées par l'usage d'une eau souillée même d'une façon banale. Les désordres gastro-intestinaux qui en sont la suite se présentent tantôt sous forme de simple diarrhée, tantôt d'embarras gastriques fébriles, tantôt de fièvres catarrhales, parfois encore de dysenterie.

La gastro-entérite, les manifestations cholériformes si fatales aux jeunes enfants ne relèvent pas seulement d'une alimentation solide prématurée, ou de la consommation d'un lait de mauvaise qualité : elles sont aussi fréquemment justiciables des coupages effectués avec de l'eau de puits mauvaise, employée sans aucune filtration ni ébullition préalable.

Il en est de même pour la population adulte de l'usage de boissons alcooliques ou gazeuses, tels que vin, cidre, apéritifs, limonades, qui sont largement mouillées ou confectionnées avec de l'eau de puits contaminée et dont la vente constitue une fraude doublement préjudiciable à la santé publique. On ne saurait qualifier d'exagérée la mesure qui astreindrait tout débitant à n'user dans son établissement que d'eau de bonne qualité et le mettrait en demeure de renoncer à l'usage de l'eau de puits manifestement souillée ; la mise en vente d'une eau sale devant logiquement être prohibée au même titre que celle de toute autre denrée falsifiée ou avariée.

Analyse chimique d'Eau de puits faite en mars 1897 par M. Perrein, Pharmacien à Saumur

		ÉCHANTILLON PRÉLEVÉ rue de Fenet	ÉCHANTILLON PRÉLEVÉ rue St-Nicolas
	TOTAL…	84°	92°
Degré hydrotimétrique	persistant après ébullition……	68°,5	65°
	persistant après traitement par l'oxalate d'ammoniaque……	26°	24°
Matières minérales	acide carbonique libre. …….	0l015	0l020
	carbonate de chaux.. ………	0gr,1287	0gr,2369
	autres sels de chaux (en sulfates)	0gr,6370	0gr,6300
	sels de magnésie……………	0gr,2875	0gr,2500
Matières organiques	oxygène emprunté au permanganate de potasse… … …	0gr,0016	0gr,0047
	ammoniaque, sels ammoniacaux	néant	quantités très notables
	nitrites……………………	néant	quantités très notables
	nitrates………… ………	beaucoup	quantités très notables
	chlorures………… …….	beaucoup	beaucoup

On voit que ces deux échantillons prélevés au hasard révèlent des eaux détestables qui doivent être répudiées comme boisson à un double titre [1].

---

[1] **Limites admises par le Comité consultatif d'hygiène de France pour l'appréciation des eaux potables**

		EAU PURE	EAU POTABLE	EAU SUSPECTE	EAU MAUVAISE
Degré hydrotimétrique…		5° à 15°	15° à 30°	au-dessus de 30°	au-dessus de 100°
Matières minérales	Résidu fixe à 100°………	»	»	plus de 500gr	»
	Perte de poids du dépôt par la chaleur au rouge………	moins de 0gr,015	moins de 0gr,040	0gr040 à 0gr070	plus de 0gr,0400
	Acide sulfurique (en 50°)….	0gr002 à 0gr005	0gr005 à 0gr030	plus de 0gr030	plus de 0gr,050
	Sulfate de chaux… ……	3-8	8-50	50-85	plus de 85
	Sulfate de magnésie………	»	»	plus de 30	»
Matières organiques	Ammoniaque……………	»	»	0-1	plus de 1
	Nitrites………………	»	»	plus de 10	»
	Chlore………………	moins de 0gr,015	moins de 0gr,040	0gr050 à 0gr100	plus de 0gr100
	Oxygène emprunté au permanganate de potasse………	moins de 0gr,001	moins de 0gr,002	0gr003 à 0gr004	plus de 0gr004

1° Par leur excès de minéralisation, accusé par le taux élevé du degré hydrotimétrique qui atteint 84° et 92°, alors que la limite de tolérance admise pour les eaux potables ne doit pas excéder 30 à 35°.

2° Par la présence des éléments tels que les chlorures, l'ammoniaque, les nitrites, les nitrates qui sont les indices indubitables du mélange à ces eaux des produits de déchet de l'organisme humain (urine, matières fécales), enfin par la forte réduction du titre oxymétrique

L'analyse bactériologique est tout aussi éloquente.

Indications fournies par la production de l'Indol

D'après Kuhne, l'indol ne se formerait qu'en présence de bactéries, ce serait un produit de la putréfaction ou encore un produit sécrété par les bactéries capables de déterminer la putréfaction.

La présence de l'indol peut servir à diagnostiquer certaines espèces.

La réaction de l'indol se fait soit par le nitrite de potasse, soit par le nitro-prussiate de soude.

1° Avec le nitrate de potasse on ajoute par 10 $^{cm^3}$ de bouillon 1 ^{cc} d'une solution de nitrite de potasse à 2 centigrammes °/₀, puis par addition de quelques gouttes d'acide sulfurique pur, on obtient une coloration rouge ;

2° Avec le nitro-prussiate de soude on ajoute par 10 ^{cc} de bouillon 1 ^{cc} d'une solution de nitro-prussiate à 5 °/₀ quelques gouttes de lessive de soude et autant d'acide acétique, on obtient une coloration bleue intense.

D'après Kitosato les bacilles ci-dessus indiqués donnent l'indol :

Choléra	Vibrion septique
Choléra des poules	Bacille lactique
Septicémie du lapin	Bacille Coli
Tetanos	Etc.
Charbon symptomatique	

Analyse bactériologique de l'eau de quelques puits de Saumur (Juillet 1897)

NUMÉRATION et spécification des GERMES	QUARTIER NORD					QUARTIER EST			QUARTIER SUD		QUARTIER OUEST
	RUE DE LA CROIX-VERTE N° 1 Profondr 4m75	RUE DE LA VISITATION N° 2 Profondr 5m	RUE DES CAPUCINES N° 3	RUE DES CAPUCINES N° 4	RUE DE L'ILE-NEUVE N° 5	RUE DE FENET N° 6 Eau de source	QUAI DE LIMOGES N° 7	RUE NOTRE-DAME N° 8 Eau de puits recevant conduite d'eau pluviale	RUE DE L'ARCHE-DORÉE N° 9 Profondr 5m70	RUE DE L'HOTEL-DIEU N° 10	RUE SAINT-NICOLAS N° 11 Profondr 15m
Oxygène consommé en solution acide...	0.00395	0.00870	0.00235	0.00160	0.00105	0.00545	0.00585	0.00325	0.00360	0.00895	0.00645
Nombre de colonies par cent. cube.	3.000	12.000	1.500	3.000	900	1.800	900	1.000	8.000	Incalculable	2.500
Germes liquéfiants....	1.000	2.000	1.000	800	0	0	0	400	2.000		2 200
— chromogènes.... ...	0	1.000	0	200	0	0	0	0	0		2.000
— non chromogènes....	1.000	1.000	1.000	600	0	0	0	400	2.000		200
— moisissures	0	0	0	0	0	0	0	0	0		0
Germes non liquéfiants.. ...	2.000	10.000	500	2.200	900	1.800	900	600	6.000		300
— chromogènes..	0	0	0	200	0	0	0	200	2 000		0
— non chromogènes ..	2.000	10.000	400	2.000	900	4.800	800	400	4.000		300
— moisissures	0	0	100	0	0	0	100	0	0		0
Germes pathogènes.........	bacille présentant tous les caractères du Coli	bacille présentant tous les caractères du Coli	Néant réaction de l'indol (1)	Néant réaction de l'indol	Néant	Néant	Néant	bacille présentant tous les caractères du Coli	Néant bouillon phénique a été troublé	Néant réaction de de l'indol	bacille présentant tous les caractères du Coli
La gélatine s'est liquéfiée après	8 jours	8 jours	5 jours	8 jours	8 jours	8 jours	8 jours	8 jours	8 jours	3 jours	5 jours

(1) Voir la note page 164 : *Indications fournies par la production de l'Indol.*

2° Eau de Loire

Le service de la distribution publique d'eau de Loire a été établi en 1873 par les soins d'une entreprise privée qui s'est chargée de tous les frais de première installation sous la garantie d'un privilège d'exploitation de 50 années; mais en 1890 ce traité fut résilié, l'usine des eaux fut rachetée par la Ville qui en assura le fonctionnement sous sa gestion directe.

Développement du réseau et du nombre des abonnements

PÉRIODES QUINQUENNALES	ÉTENDUE DU RÉSEAU		NOMBRE DES ABONNÉS (1)	
	DÉVELOPPEMENT total	ACCROISSEMENT quinquennal	TOTAL	ACCROISSEMENT quinquennal
1873—1876	—	—	38	—
1877—1881	—	—	97	59
1882—1886	—	—	264	167
1887—1891	10 kil. 100	3 kil. 410	457	193
1892—1896	17 kil. 880	4 kil. 370	803	346

(1) Ces chiffres ne comprennent que les abonnements servant aux usages domestiques.

Au 31 décembre 1896, le développement total du réseau de distribution atteignait 17,800 mètres et le nombre des concessions particulières s'élevait à 803. A ce dernier chiffre il convient d'ajouter environ 50 abonnements se rapportant à des établissements collectifs ou industriels répartis ainsi qu'il suit :

Établissements industriels	30
Établissements de l'État.	7
Hospice, asiles de vieillards	3
Écoles libres	8
Total	48

Consommation. — Ces diverses parties prenantes représentent une consommation totale journalière d'environ 823 mètres cubes dont 180 pour les besoins des établissements et 643 exclusivement réservés aux usages domestiques.

De son côté, la municipalité utilise l'eau de Loire pour les services ci-après :

Établissements publics	11
Bornes-fontaines	19
Gerbe d'eau	1
Urinoirs	15
Bouches sous trottoirs (lavage des rues, incendies)	65

La dépense d'eau n'étant pas enregistrée au compteur ne peut être évaluée. Toutefois si l'on s'en refère au premier traité passé avec la compagnie concessionnaire, on constate que la Ville se réservait une fourniture gratuite de 400 mètres cubes d'eau par jour pour satisfaire aux exigences de ses établissements, ainsi que de sa voirie. Ce chiffre est certainement dépassé aujourd'hui.

En totalisant ces diverses consommations, on arrive au décompte approximatif suivant :

Service privé (particuliers abonnés). . .	643 mètres cubes
Services divers (industrie, établissements).	180 mètres cubes
Service municipal	550 mètres cubes
Total par jour . . .	1,373 mètres cubes

Service privé. — La répartition des abonnés par quartiers est très inégalement répartie, comme l'indique le tableau suivant :

	NORD	EST	CENTRE	SUD	OUEST	TOTAL.
Habitants	2.933	2.547	2.475	2.490	3.214	13.661
Ménages	1.021	920	828	873	1.210	4.852
EAU DE LOIRE. Abonnés	70	71	227	115	320	803
EAU DE LOIRE. Bornes-fontaines.	5	5	5	4	2	21
Puits	382	161	275	389	426	1.650
On compte un ménage abonné sur	14 ménages	13 ménages	13 ménages	7 ménages	3 ménages	6 ménages
Une borne-fontaine par	204 ménages	184 ménages	276 ménages	218 ménages	605 ménages	255 ménages

Description de l'installation. — Les eaux sont prélevées directement dans la Loire à hauteur de la place du Bellay, en regard de l'usine même, d'où par une machine élévatoire elles sont amenées dans deux réservoirs distincts, indépendants, situés sur le coteau qui domine la ville : de là elles s'écoulent par simple gravitation dans les conduites de distribution.

Aqueduc de prise d'eau. — Un aqueduc à profil rectangulaire de 1^{m},70 de hauteur, 0^{m},90 de largeur et 14 mètres de longueur traverse en souterrain la chaussée et le perré du quai pour s'aboucher d'une part avec le lit du fleuve, d'autre part avec un puits collecteur situé dans le sous-sol de l'usine.

Cet aqueduc est en maçonnerie cimentée assurant une complète étanchéité.

Du côté du fleuve, deux ouvertures situées : la supérieure à 1^{m},50 du seuil, la seconde à 0^{m},45 au-dessous de 0 de l'étiage, permettent de recueillir, suivant les fluctuations de niveau, les eaux moyennes ou les eaux basses. Ces deux ouvertures sont munies de vannes interrompant à volonté la communication pour les besoins de réparations ou de nettoyages dans l'intérieur de l'usine.

Puits collecteur. — Ce puits de 2 mètres de diamètre, et de 10 mètres de profondeur, cuvelé en maçonnerie également étanche, sert de bâche d'alimentation.

La conduite d'aspiration qui y plonge est munie à son extrémité d'une crépine formée de trois tours de toile métallique portant des trous de 20 millimètres, de façon à éviter l'introduction du limon et autres corps solides en suspension.

Machines élévatoires. — La première installation comportait une machine à vapeur horizontale de la force de 30 chevaux, pouvant élever en 12 heures 1,400 mètres cubes d'eau dans les réservoirs du château, situés à 27 mètres de hauteur. Mais l'extention du réseau de distribution et la nécessité d'établir un deuxième réservoir plus élevé imposa l'acquisition d'un second moteur.

Cette deuxième machine, inaugurée en juillet 1895, développe quarante-cinq chevaux vapeur. Elle fait mouvoir deux pompes verticales constituant un système à double effet, c'est-à-dire que pendant chaque course du piston, soit ascendante, soit descendante, une égale quantité d'eau est refoulée dans la conduite ascensionnelle. Elle permet d'élever par heure, à la hauteur de 77 mètres (altitude du réservoir des Moulins), 125 mètres cubes d'eau.

Conduites de refoulement. — Deux conduites ascensionnelles relient l'usine aux réservoirs : elles sont formées de tuyaux de $0^{m}250$ de diamètre, essayés à la pression de 10 atmosphères, avec joints en plomb.

Réservoirs. — Le réservoir inférieur, ou *réservoir du Château,* est situé entre les rues de l'Échelle et Duplessis-Mornay, à 27 mètres au-dessus du niveau de l'usine et à 34 mètres au-dessus de l'étiage. Sa capacité totale est de 1,400 mètres cubes.

C'est de beaucoup le plus important, puisqu'il dessert la majeure partie de la ville, ainsi que les établissements militaires (École de cavalerie et casernement d'infanterie).

Il se compose de deux compartiments symétriques et indépendants de 700 mètres chacun, de façon à rendre possible le nettoyage ou la réparation de l'un d'eux sans interrompre la distribution d'eau.

Cet ouvrage est construit en moëllons durs de Champigny, revêtus à leur face interne d'un épais enduit de ciment et entièrement recouvert d'une voûte également maçonnée et cimentée, surmontée extérieurement d'une couche de terre végétale de 0m50 d'épaisseur. Chacun des compartiments est percé de trois orifices : 1° un d'arrivée à la partie supérieure; 2° un de décharge ou de vidange au niveau inférieur du radier; 3° un de distribution situé à 0m50 au-dessus du fond pour ne pas donner écoulement aux matières solides qui viennent se déposer au fond du bassin.

Un orifice de trop plein communiquant avec la vidange complète ce dispositif.

Le réservoir supérieur ou *réservoir des Moulins*, installé en août 1895, occupe un des points culminants du coteau, à 70 mètres au-dessus de l'usine et à 77 mètres au-dessus de l'étiage. Son réseau de distribution ne comprend pour l'instant que les villages du Petit-Puy et de Beaulieu, qui sont rattachés à la commune de Saumur.

Il consiste en un bassin en tôle d'une contenance de 300 mètres cubes, monté sur une tour en maçonnerie. L'ensemble de l'ouvrage a une hauteur totale de 15 mètres 500.

La cuve se compose d'une paroi cylindrique formée de tôles laminées dont l'épaisseur décroissante du fond à la superficie varie de 0m008 à 0m0035.

Le fond de la cuve est une section sphérique qui offre le double avantage de répartir uniformément la charge sur le soutènement en maçonnerie et de faciliter le nettoyage par la suppression de toute partie anguleuse.

Ce bassin n'est protégé par aucune couverture qui puisse le soustraire aux ardeurs de l'été ou aux froids rigoureux de l'hiver.

Conduites de distribution. — La distribution se fait par des tuyaux en fonte avec joints en plomb Les conduites maîtresses ont 0m200 de diamètre; les artères secondaires 0m100, 0m80 ou 0m60 : c'est sur ces drains que viennent s'embrancher les conduites en plomb qui desservent chaque immeuble.

Dans le réseau de distribution du bassin du Château, la pression est au maximum de 2 1/2 atmosphères, tandis qu'elle atteint 7 atmosphères dans celui de l'autre réservoir.

Appréciations sur le fonctionnement de cette installation et sur la qualité de l'eau de la Loire.

Nous ne faisons que mentionner en passant les multiples inconvénients auxquels s'exposent les villes quelque peu importantes qui subordonnent leur approvisionnement d'eau potable aux emprunts des cours d'eau qui les traversent [1].

Ce mode d'alimentation est bien loin d'offrir aux consommateurs les garanties de fixité désirables tant sous le rapport de la quantité que de la qualité de la boisson.

Les disettes en été au moment des basses eaux, les prises de glace en hiver, les changements apportés par les saisons dans la température, la limpidité de l'eau, les impuretés qui s'introduisent dans une nappe superficielle dépourvue de toute protection, les avaries qui peuvent survenir dans les machines ou

[1] Cette pratique est d'ailleurs actuellement formellement condamnée par le Comité consultatif d'hygiène de France, qui depuis longtemps s'oppose à l'utilisation des eaux de rivière pour la consommation domestique, à moins qu'il n'y ait absolument pas moyen de faire autrement. Dans ce cas, le comité d'hygiène prescrit que l'eau soit au préalable filtrée.

dans les réservoirs, ce sont là autant de circonstances de nature à amener de fâcheuses surprises.

Avec le régime essentiellement inconstant de la Loire, l'énorme quantité de déblais qu'elle charrie à toute époque, on peut dire que Saumur plus que tout autre ville est appelée à escompter ces éventualités et dans une probabilité d'autant plus grande qu'elle devra faire face à des besoins plus étendus.

Nous n'entreprendrons pas de rechercher s'il lui serait possible de renoncer à cet expédient par l'adduction d'eaux souterraines : la question vaut certes la peine d'être poursuivie.

L'important pour l'instant est de voir si les conditions actuelles de l'installation sont suffisantes pour assurer la fourniture d'une eau saine. Nous devons pour cela examiner avec attention *l'emplacement de la prise d'eau*.

Au premier abord le lieu de prélèvement fixé en 1873, ne semble pas heureusement choisi. Quoiqu'il laisse en aval le plus gros de l'agglomération urbaine, il s'en faut de beaucoup qu'il soit suffisamment dégagé de la zone habitée.

Sur une étendue de deux kilomètres en amont se déploie encore tout un amas de maisons formant la pointe Est du quartier Notre-Dame, auquel se relient immédiatement les annexes du Petit-Puy et de Beaulieu. Toutes ces habitations couvrent l'étroit espace en forme de triangle allongé, resserré entre la rive gauche de la Loire et la base du coteau crayeux qui domine d'une hauteur de 70 à 80 mètres. Des flancs de cette hauteur complètement à pic, les eaux pluviales descendent avec rapidité et convergent vers le fleuve en lavant sur leur parcours une zone de terrains exposés à maintes souillures. Car il convient de rappeler encore que ce quartier est précisément celui où la salubrité laisse le plus à désirer.

Dans la rue Notre-Dame, dans la rue de Fenet à sa naissance, en raison de leur adossement immédiat au coteau, beaucoup de maisons ne disposent pas de fosses d'aisance. La population peu aisée qui y loge s'accommode de cette pénurie en pratiquant largement le jetage direct dans le ruisseau.

Les puits y sont également rares et les ménagères sont sollicitées à venir blanchir leur linge sur les bords du fleuve situé en face à hauteur des cales ou des escaliers échelonnés le long du quai, malgré la défense apposée de ne procéder à cette opération qu'à 200 mètres en amont de la prise d'eau.

A ce voisinage s'ajoute encore celui de l'établissement de Notre-Dame-des-Ardilliers, en partie communauté religieuse, en partie maison de retraite pour vieillards des deux sexes, contenant une population d'une centaine de personnes, et qui apporte également à la Loire son tribut d'impuretés qui n'est pas le moins inoffensif.

Relevé des égouts venant se déverser en amont de la prise d'eau

NOMBRE	DISTANCE à partir du viaduc du chemin de fer	DISTANCE à partir de la prise d'eau	SITUATION	PROVENANCE, NATURE DES EAUX DÉVERSÉES
1	8m	974m	à proximité du viaduc du chemin de fer	Eaux pluviales du tunnel.
2	70m	912m	à hauteur du bureau d'octroi	Eaux ménagères du Jaguenau et du bureau d'octroi. Eaux du jardin, de la buanderie et de l'étable de l'hospice des Ardilliers.
3	250m	732m	à hauteur de l'entrée de l'hospice	Eaux ménagères, eaux vannes provenant des puisards et des fosses d'aisance de l'hospice des Ardilliers qui ne sont jamais vidangées.
4	322m	660m	à hauteur de l'église Notre-Dame	Contenu de l'égout traversant la place Notre-Dame et allant se brancher sur l'égoût de Fenet.
5	436m	546m	à hauteur des premières maisons du Quai de Limoges	Contenu de l'égout qui va se relier avec celui de la rue de Fenet.
6	617m	365m	à hauteur de la rue Delanoue	Contenu de l'égout qui traverse cette rue, branché sur celui de la rue de Fenet.
7	749m	233m	à hauteur de la rue des Fondeurs	Contenu de l'égout qui dessert cette rue et eaux résiduaires de l'usine de chapelets Balme.
	982m		Prise d'Eau de la Ville.	

On peut se rendre aisément compte, d'après cet exposé, des dangers que peut créer pour la santé publique une situation aussi défectueuse. On voit quels dangereux contacts l'eau de la Loire est exposée à subir avant d'être aspirée dans la canalisation ; car s'il est juste d'admettre que les eaux courantes sont susceptibles d'un assainissement spontané, s'il est vrai que le mouvement du flot qui multiplie les contacts de ces immondices avec l'air atmosphérique a pour effet de les diluer, de les oxyder chemin faisant, et de détruire leurs propriétés nocives, on ne saurait préciser à quelle distance cette transformation est complète. Cette puissance d'assainissement est fonction de la rapidité du courant, du volume de l'étiage, du degré d'ensoleillement et de multiples facteurs dont on ne peut évaluer avec certitude la puissance et la rapidité d'action.

Pour la Loire en particulier, on aurait tort d'escompter les chances d'assainissement dans une trop large mesure. Pendant une grande partie de la période estivo-automnale, les eaux sont très basses, le courant faible. C'est donc à cette saison, peut-être aussi au moment des premières crues subséquentes, que le danger est particulièrement menaçant, et que l'apport de matières organiques dans le réseau de la canalisation est le plus à craindre, d'autant que ces éléments sont appelés à séjourner un temps plus ou moins long dans des réservoirs, soumis à une température assez élevée, où ils subissent la transformation putride.

Ces appréhensions ont déjà reçu en 1893 la sanction des faits et nous avons signalé, en relatant l'épidémie de fièvre typhoïde survenue à cette époque, l'étroite relation qui existait entre l'apparition des premiers cas et l'état peu satisfaisant de l'eau de Loire contenue dans le réservoir du Château.

PLAN

du quai de Limoges à Saumur

indiquant les égouts traversant ce Quai

Echelle de 0m001 p. 4m00 (1/4000)

Égouts									
Distances cumulées à partir du viaduc du Chemin de fer.	1m00	70m00	250m40	322m05	436.95	617m40	749m25	918.35	982m00
Nos d'ordre à partir du viaduc du Chemin de fer.	1	2	3	4	5	6	7		8

Ed. Imbaud, ingénieur des ponts et chaussées à Nancy, sur le rôle hygiénique des eaux de boisson dans le département de Meurthe-et-Moselle [1] :

« La teneur microbienne de l'eau dépend de nombreuses con-
« ditions extérieures. Nul doute que cette flore bactérienne ne
« soit très différente en été et comme nombre et comme espèces
« de ce qu'elle est en hiver : mêmes différences au cours d'une
« saison entre une période de sécheresse et celle de pluie ou
« d'humidité. Les infiltrations aqueuses venues de la surface
« des terrains, jouent un rôle considérable dans la détermination
« de ces phénomènes, et comme elles dépendent des chutes de
« pluie, on est conduit à soupçonner une relation entre les averses
« et la teneur du sol et des eaux en bactéries.

« Quand une averse importante tombe, l'eau qui ruisselle sur
« le sol entraîne avec des particules terreuses un grand nombre
« de germes qui gagnent avec les filets liquides successivement
« les ruisseaux et les rivières. Ce lavage en grand de la surface
« amène dans les cours d'eaux, non seulement une crue, au sens
« ordinaire du mot, mais aussi une *crue microbienne* correspon-
« dante. »

Nous livrons donc les analyses ci-jointes sans commentaires.

[1] Dr Ed. Imbaux. *Les eaux potables dans le département de Meurthe-et-Moselle.* Nancy, 1897.

1° Analyse bactériologique faite au mois de juillet 1897 par les soins du laboratoire municipal de la ville de Paris.

Échantillons prélevés le 9 juillet dans les deux réservoirs des Moulins et du Château et à deux niveaux différents (surface et fond)

NUMÉRATION ET SPÉCIFICATION DES GERMES	EAU DE LOIRE			
	RÉSERVOIR DES MOULINS		RÉSERVOIR DU CHATEAU	
	N° 1 SURFACE	N° 2 FOND	N° 3 SURFACE	N° 4 FOND
Oxygène emprunté au permanganate en liqueur acide (exprimée en millig. par litre)	0.00595	0.00845	0.00630	0.00845
Nombre de Colonies par centim. cube	2.000	8.000	4.000	15.000
Germes liquéfiants	500	3.000	1.000	10.000
— chromogènes	500	Néant	Néant	8.000
— non chromogènes	Néant	3.000	1.000	2.000
— moisissures	Néant	Néant	Néant	Néant
Germes non liquéfiants	1.500	5.000	3.000	5.000
— chromogènes	Néant	Néant	1.000	Néant
— non chromogènes	1.000	5.000	2.000	5.000
— moisissures	500	Néant	Néant	Néant
Recherche des germes pathogènes	Néant	Néant	Bacille présentant tous les caractères du Coli	Bacille présentant tous les caractères du Coli
Réaction de l'indol	Réaction à l'indol après passage au bouillon phéniqué	Réaction à l'indol après passage au bouillon phéniqué	»	»
La gélatine s'est liquéfiée au bout de	8 jours	5 jours	5 jours	5 jours

2° Analyse bactériologique faite au mois de février 1898 par les soins du laboratoire municipal de la ville de Paris.

Échantillons prélevés le 28 février 1898

NUMÉRATION ET SPÉCIFICATION DES GERMES		N° 1 Eau de Loire prise dans le fleuve à 300m en amont de la prise d'eau	N° 2 Eau de Loire prise dans le fleuve au lieu même de la prise d'eau	N° 3 Eau de Loire prise dans un des robinets de la canalisation municipale
Examen organoleptique		Légèrement louche, nombreuses matières en suspension (inodore)	Légèrement louche, nombreuses matières en suspension (inodore)	Légèrement louche, nombreuses matières en suspension (inodore)
Oxygène emprunté au permanganate	en liqueur acide (en milligrammes par litre	4.10	4.55	4.0
Analyse bactériologique	Nombre de colonies dans 1c.c.	100.000 ?	Incalculable	7.500
	Germes liquéfiants	La séparation des différents germes n'a pu être faite par suite de la rapide liquéfaction de la gélatine.	La séparation des différents germes n'a pu être faite par suite de la rapide liquéfaction de la gélatine.	3.000
	— chromogènes			2.000
	— non chromogènes			1.000
	— moisissures			0
	Germes non liquéfiants			4.500
	— chromogènes			1.500
	— non chromogènes			2.200
	— moisissures			800
	Germes pathogènes { coli communis et typhique	Néant	Néant	Néant
La gélatine s'est liquéfiée au bout de		3 jours	3 jours	3 jours

Evacuation des résidus

1° Fosses d'aisances et Vidanges

Sur un total de 2,481 maisons (établissements non compris) on compte à Saumur 2,112 fosses fixes qui, pour la majorité, sont dans la situation la plus défectueuse sous le rapport de l'emplacement, de la ventilation ou de l'étanchéité.

En ce qui concerne l'emplacement, on relève plus de 600 fosses directement sous-jacentes à l'immeuble, c'est-à-dire dans la cave : cette disposition est pour ainsi dire la règle dans les quartiers Est et Centre où les maisons étroitement accolées les unes aux autres ne possèdent ni jardins, ni cours intérieures permettant d'exonérer la maison même de cet insalubre accessoire.

On peut dire que les assises de ces maisons reposent sur un véritable sol fécalien, car ces réservoirs excrémentitiels ont une capacité pour ainsi dire sans limites : beaucoup d'entre eux ne sont pas vidangés depuis un temps immémorial.

On peut juger de l'insalubrité que crée pour l'immeuble la présence de ces fosses dans un sous-sol poreux et humide et du degré de malpropreté de ces cabinets d'aisances souterrains auxquels on n'accède que par des escaliers obscurs et glissants.

Cette situation défavorable non seulement rend presque impossible tout soin de propreté, mais elle apporte les plus grandes difficultés à l'exécution des travaux de vidange et de réparation. Dans beaucoup de maisons ces fosses ne peuvent être même ventilées, et il faut renoncer à la pose de tout tuyau d'évent dont on ne peut assurer la sortie à travers l'épaisseur des murs de fondation. Aussi l'atmosphère intérieure de ces maisons est-elle souillée par des émanations insupportables.

Dans un sol doué d'une aussi grande porosité, on comprend que les habitants aient largement mis à profit cette aptitude naturelle du terrain pour se soustraire aux ennuis et aux frais de la vidange.

Ce serait s'avancer beaucoup que de considérer comme étanches toutes les fosses qui sont vidangées à intervalles plus ou moins réguliers : la construction des fosses, de même que celles des puits, comporte une maçonnerie en pierres poreuses de tuffeau. tant pour les parois que pour le fond, avec un jointoyage aussi précaire que possible Beaucoup d'opérations de vidanges consistent dans l'extraction à la bêche de matières durcies, preuve évidente de la perméabilité de ces fosses.

Pour donner un aperçu de la situation, nous avons établi le tableau suivant où se trouve indiqué : 1° le nombre annuel des opérations de vidange effectuées dans chaque quartier ; 2° le cube de matières extraites.

En comparant ce chiffre au cube des matières réellement émises, on voit que le service de la vidange n'enlève pas la septième partie de la production totale. Le reste est directement absorbé par le sol. Il est donc certain que la question des fosses d'aisances reste entièrement à reprendre à Saumur.

QUARTIERS	HABITANTS	CUBE DE MATIÈRES à EXTRAIRE PAR AN	CUBE EXTRAIT RÉELLEMENT PAR AN							NOMBRE DE FOSSES FIXES	NOMBRE DE FOSSES VIDANGÉES PAR AN							
			1891	1892	1893	1894	1895	1896	MOYENNE DU CUBE extrait par an		1891	1892	1893	1894	1895	1896	TOTAL	MOYENNE DU NOMBRE de fosses vidangées par an
		m3	m3	m3	m3	m3	m3	m3	m3									
Nord	3.131	1.565	178	167	134	94	216	167	157	436	22	25	25	14	26	28	140	26
Est...........	2.547	1.273	114	148	127	95	126	197	134	262	15	22	17	10	25	24	113	19
Centre	2.684	1.342	144	223	200	213	180	119	179	401	17	25	25	30	25	23	145	24
Sud..........	2.735	1.370	28	132	93	94	134	82	92	453	6	27	19	21	29	18	119	20
Ouest	3.892	1.946	439	404	340	412	424	366	396	560	52	60	50	55	63	53	333	56
	14.989	7.496	963	1.074	894	908	1.080	932	960	2.112	112	159	136	130	168	146	850	145
Établissements	1.453	726	389	441	202	396	281	554	380	80	20	32	30	35	20	40	177	30
Total général .	16.442	8.222	1.292	1.515	1.096	1.304	1.361	1.546	1.340	2.192	132	191	166	165	188	186	1.028	175

2° ÉVACUATION DES EAUX MÉNAGÈRES

Plus de la moitié des maisons déversent leurs eaux ménagères ou de toilette au ruisseau : un petit nombre seulement les envoient directement à l'égout. Dans l'un comme dans l'autre cas, ce déversement se fait dans les conditions les plus défectueuses au point de vue de l'hygiène.

En raison du peu de pente offert à cet écoulement, en raison de la rareté ou même de l'absence des chasses d'eau, il se produit dans les ruisseaux soit médians, soit latéraux, des voies publiques, des stagnations de matières éminemment putrescibles qui apportent un nouveau contingent d'infection au sous-sol.

Le reste des eaux ménagères qui ne se répand pas sur la chaussée est conduit dans des puisards qu'on peut évaluer à plus de 500; ces puisards représentent une autre variété de fosse à fond perdu, douée de la même perméabilité que les fosses fixes et aboutissant aux mêmes conséquences : infection du sol et des puits par les infiltrations, infection de l'air par les émanations.

3° ÉGOUTS

On ne peut donner du réseau d'égouts de Saumur qu'un tracé assez conjectural; on n'en connaît guère le parcours que sur des sections limitées où on a été obligé d'intervenir pour remédier à des engorgements. Ces travaux ont mis à jour des canaux à profil rectangulaire recouverts d'une demi-voûte maçonnée et à radier plat formé d'un grossier dallage; les dimensions de ces ouvrages sont telles que l'accès en est absolument interdit à un homme même ployé.

Cette canalisation souterraine a été constituée comme celle de toutes les anciennes villes, sans aucun plan préconçu, au hasard des nécessités du moment.

Tout porte à croire que les premiers égouts de la ville étaient représentés par des fossés creusés le long du périmètre de l'enceinte fortifiée. A mesure que la ville grandit, ces fossés furent comblés, mais on dut ménager pour l'écoulement des résidus et des eaux pluviales un canal souterrain formé de deux pieds droits verticaux surplombés d'un plafond voûté et réunis à leur base par un dallage. Le parcours des deux collecteurs principaux qui conduisent les eaux vannes au sud et à l'ouest de la ville, suit en effet exactement les limites de l'enceinte fortifiée. Sur cette première amorce se sont greffés, dans la suite des années, de nouveaux tronçons dont l'ensemble a constitué le réseau actuel.

Cette manière de faire a nécessairement conduit à l'édification d'un système disparate, incohérent, d'un fonctionnement mal assuré, destiné à subir, malgré les remaniements partiels dont il est l'objet, les conséquences des imperfections originelles.

Ces imperfections apparaissent à tout moment. Elles s'accusent soit par les émanations qui s'échappent des bouches d'égout et qui trahissent la stagnation de toutes sortes d'immondices entrant en putréfaction sur place, soit au moment des crues par le refoulement des eaux vannes qui viennent former, dans les rues les plus déclives, des nappes d'inondation que l'on ne peut épuiser qu'à l'aide de pompes.

Réseau d'égouts

A. — *Canalisation principale*

1° (Collecteur Sud). — *Egout du Pont-Fouchard.*

Souterrain sur tout son parcours, part de la rue Saint-Jean, à hauteur de la rue Cendrière, suit approximativement les rues Cendrière, Porte-Neuve, Petite-Douve, la place Dupetit-Thouars, la rue de la Grise, pour gagner ensuite en ligne droite la levée du Pont-Fouchard, à l'extrémité de la rue Fardeau.

Cet égout reçoit un branchement secondaire qui prend son origine rue des Boires, en face de l'hôpital et se déverse dans la canalisation principale, à hauteur de la place du Champ-de-Foire.

L'égout du Pont-Fouchard aboutit au Thouet. La hauteur du radier rapportée au zéro de l'échelle de la Loire est à son origine à 3 mètres 20, à sa terminaison à 1 mètre 10 : il compte 26 regards d'égout.

2° (Collecteur Ouest). — *Egout de la Maremaillette.*

Souterrain sur tout le parcours, part de la place Dupetit-Thouars, suit la rue du même nom, coupe la rue d'Orléans, pour gagner ensuite la rue Maremaillette, la rue Beaurepaire et la route de Saint-Florent, où il se déverse dans le Thouet à hauteur de l'octroi.

Il reçoit quelques branchements secondaires drainant la rue Brault, la rue des Écuries et les divers quartiers de l'École de cavalerie.

La hauteur du radier est de 3 mètres à son origine, de $0^{m}76$ à son débouché. Il compte 25 bouches d'égout.

B. — *Canalisations secondaires, indépendantes, se déversant toutes dans la Loire*

Secteur Est

Egout de la place Notre-Dame. Traverse la rue et la place Notre-Dame.

Egout de la rue des Fondeurs. Naît à l'intersection des rues Notre-Dame et de Fenet, parcourt la rue Notre-Dame et la rue des Fondeurs.

Egout de la rue du Bellay. Part de la rue du Bellay, à l'angle de la rue de la Croix-Duvigneau.

Egout de la rue des Trois-Marchands.

Egout de la place Saint-Michel.

Secteur Centre

Egout de la Mairie. Formé de deux branchements, dont l'un part de la ruelle d'Enfer, l'autre du carrefour du Puits-Triboulet, suit la rue de l'Ancienne-Messagerie, la rue Saint-Jean, la rue de l'Hôtel-de-Ville, la place de la République.

Secteur Ouest

Egout de la place Saint-Nicolas. Part de la place Saint-Nicolas, à l'angle de la rue de la Monnaie, suit la rue de la Petite-Bilange, la place de la Bascule.

CONCLUSIONS

Programme des Améliorations à réaliser

A. — Mesures ayant pour objet la prophylaxie proprement dite des maladies épidémiques et transmissibles.

1° Création d'un *bureau municipal d'hygiène* pour recueillir tous les faits intéressant la santé publique, la statistique démographique et médicale, et en particulier la *déclaration des cas de maladies épidémiques et contagieuses ;*

2° Fonctionnement rigoureux du *service de la vaccination* dans tous les établissements scolaires ;

3° Construction de *pavillons d'isolement* à l'hôpital ;

4° Création d'une *Station municipale de désinfection* au moyen de l'étuve à vapeur sous pression [1].

[1] Ce projet est aujourd'hui en voie d'exécution : dans ce but, la municipalité de Saumur a voté un crédit de dix mille francs en mai 1897 ; une station municipale de désinfection est actuellement construite dans les dépendances de l'hôpital, à l'angle de la place de Nantilly et de la rue de l'Hôtel-Dieu.

B. — Mesures concernant l'assainissement urbain en général.

1° *Assurer à la population la fourniture d'une eau potable d'une garantie absolue* :

La solution de cette question (qui doit être classée en première urgence) conduit soit à modifier l'emplacement actuel de la prise d'eau de Loire qui doit être reportée plus en amont, et à la soumettre à une épuration préalable par l'emploi de galeries filtrantes, soit à poursuivre la recherche d'amenée d'eau de source ;

2° *Améliorer le réseau d'égouts actuels*, de façon à assurer un écoulement plus rapide, un nettoyage plus parfait et surtout à remédier au regorgement de leur contenu en cas de crue des rivières voisines ;

3° *Remédier au fonctionnement tout à fait insuffisant du service de la vidange*, soit en poursuivant la réfection de la plupart des fosses fixes, défectueuses sous le rapport de l'étanchéité et de la ventilation, soit en y substituant un nouveau mode d'évacuation des matières (système Berlier ou autre) ;

4° *Rendre plus rapide et plus parfait l'enlèvement des détritus solides des immeubles et de la voie publique* par l'emploi de la boîte à ordures ménagères, l'adoption de voitures de boueurs mieux aménagées, et l'organisation d'un service d'arrosage moins précaire que celui qui existe ;

5° *Relever les conditions de salubrité des quartiers pauvres* (Visitation, Notre-Dame) en y poursuivant l'assainissement de nombreux *logements insalubres*, en les dotant d'une chaussée en meilleur état, d'un plus grand nombre de *bornes-fontaines*, de *lavoirs publics* et d'un établissement de *bains-douches à bon marché*. La création d'une *crèche* rendrait les plus grands services à la nombreuse population infantile de ces quartiers;

6° *Création d'un petit laboratoire d'expertise pour l'analyse des denrées alimentaires courantes* et notamment du lait qui est l'objet de falsifications si préjudiciables aux enfants du premier âge ;

7° *Suppression de la Boire Quentin* située dans le quartier de la Visitation, en creusant un chenal la mettant en libre communication avec les deux bras du fleuve.

TABLE DES MATIÈRES

CHAPITRE III

État sanitaire

CHAPITRE IV

Hygiène urbaine

Angers, imprimerie Lachèse et Cie, 4, Chaussée Saint-Pierre. — 1898.

www.ingramcontent.com/pod-product-compliance
Ingram Content Group UK Ltd.
Pitfield, Milton Keynes, MK11 3LW, UK
UKHW020553180726
13838UKWH00001B/206

9 782329 382852